ナイチンゲール生誕200年記念出版

ナイチンゲールの越境 1

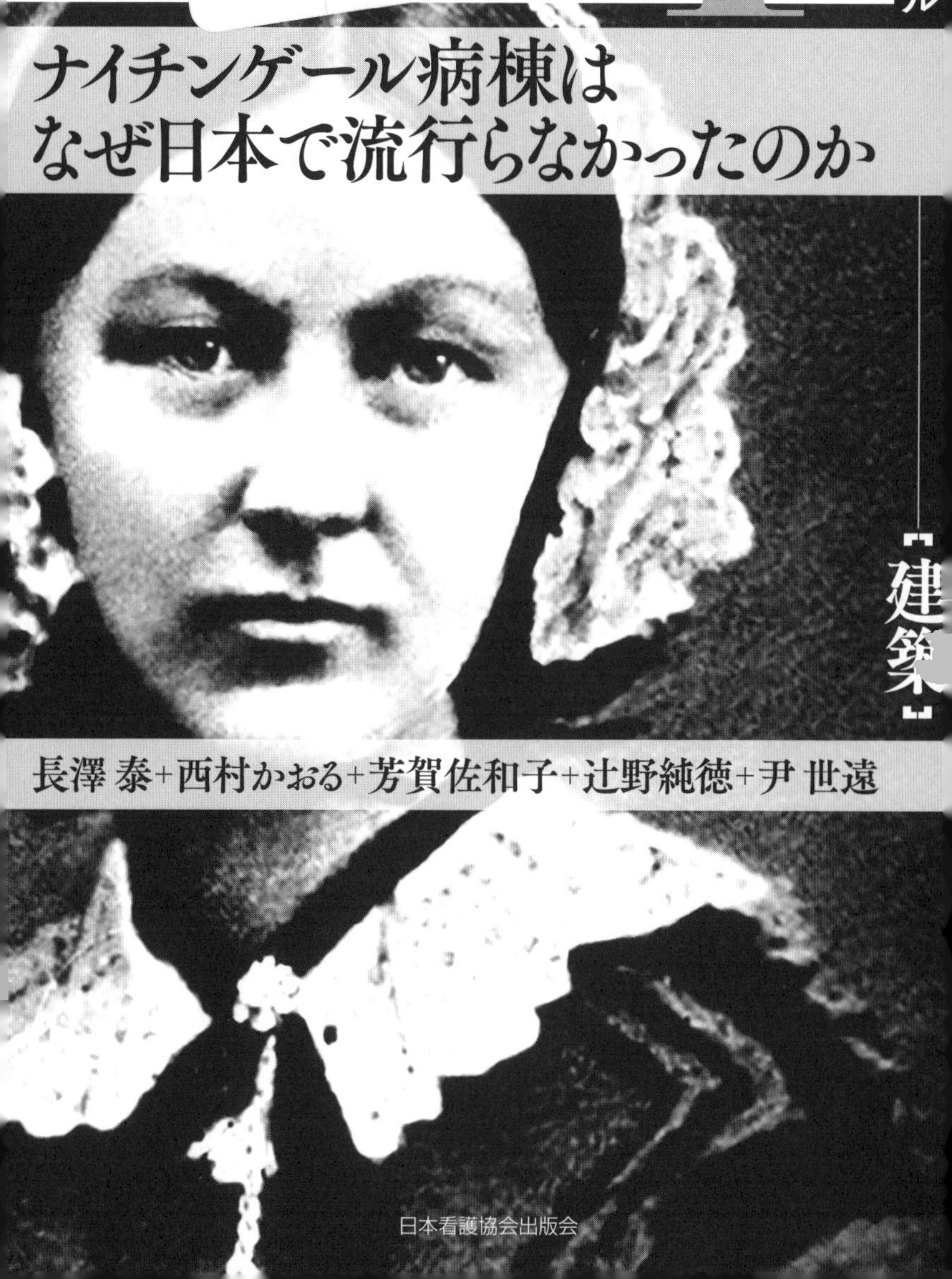

ナイチンゲール病棟はなぜ日本で流行らなかったのか

【建築】

長澤 泰+西村かおる+芳賀佐和子+辻野純徳+尹 世遠

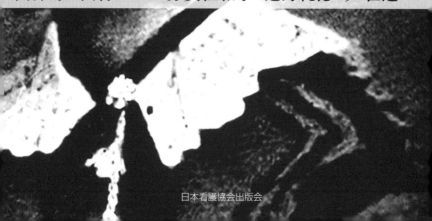

日本看護協会出版会

クリミア戦争時、食料や衛生材料などあらゆる物資が不足し、不潔極まりない野戦病院で多くの若い兵士が命を落とすところを目にしたことは、ナイチンゲールの心に生涯消えることのない大きな痛手を与えました。

戦後、彼女はクリミアの兵士の死亡原因が負傷によるものよりも不適切な衛生環境によるもののほうが多かったこと、病院の環境改善が傷病者の死亡率を下げることを、様々なデータを用いて実証しました。そして、著書『病院覚え書き』で、新しく病院を建てる際の基本原理と、患者の視点からとらえた、あるべき病院建築の形態を明確に示しました。

本書では、歴史上初の「病院建築家」と言われるナイチンゲールが提唱した病院建築とはどのようなものだったのか、西洋と日本の例を紹介するとともに、ナイチンゲール病棟が日本の病院建築に与えた影響について考察します。

（編集部）

目次

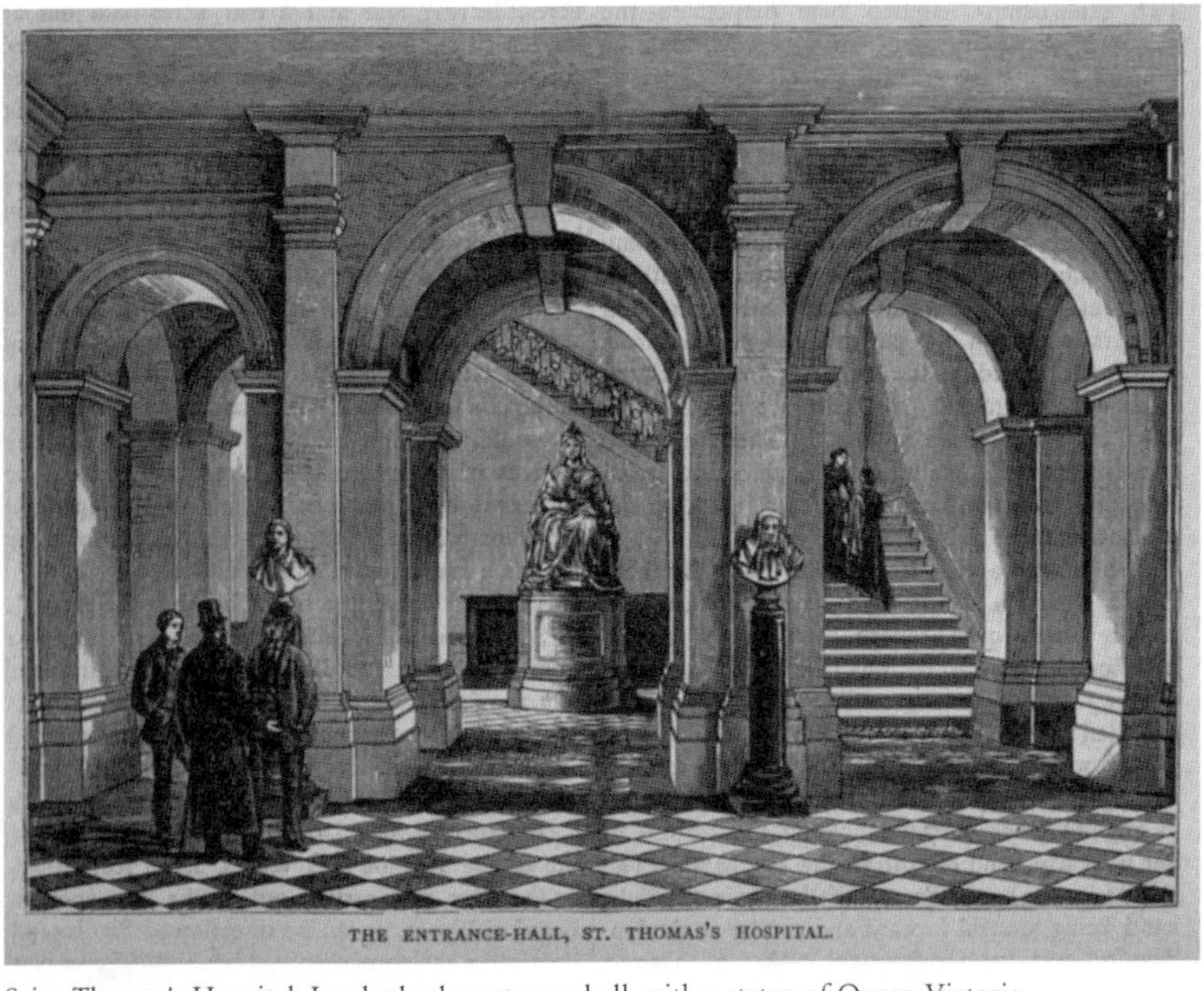

Saint Thomas's Hospital, Lambeth: the entrance hall, with a statue of Queen Victoria.

建築家が読む「病院覚え書き」

長澤 泰

長澤 泰　ながさわ・やすし

東京大学名誉教授、工学院大学名誉教授／工学博士／一級建築士。一九四四年生まれ。専門は病院建築計画学。国際病院設備連盟（IFHE）会長・日本医療福祉建築協会（JIHa）会長・日本医療福祉設備協会（HEAJ）副会長・日本医業経営コンサルタント協会（JAHMC）副会長・国際建築家連合公衆衛生部会（UIA/PHG）理事・日本医療病院管理学会理事（JSHA）などを歴任。現在、世界各国の大学と連携してGUPHA（Grobal University Programs for Healthcare Architecture）を組織し、二〇五〇年の病院やヘルスケア環境の在り方を世界的規模で検討している。二〇一八年より工学院大学特任教授、二〇一九年に共生工学研究センターを設立、現在センター長を務める。

世界初の病院建築家

ナイチンゲールは『病院覚え書き』[1]の中で、「良い病棟とは、見かけが良いことでなく、患者に常時、新鮮な空気と光、それに伴う適切な室温を供給しうる構造のものである」[2]と述べている。このことは、病院の機能を患者の視点からとらえ、それを明確に建築に反映させようというナイチンゲールの姿勢を如実に表している。現在、誰しも病院建築が機能的建築であることに疑いをもたないが、建築史の中でもこの機能主義は二〇世紀になって普及した考え方である。

J. D. Thompson と G. Goldin はその著書[3]で、歴史的な病院建築の平面計画を「転用された平面（Derived Plan）」と「計画された平面（Designed Plan）」とに分けている。かつては、修道院・宮殿・大邸宅などが病院に転用された例がほとんどであり、外観は壮麗であっても、室内環境は劣悪で、とても機能的とはいえなかった。この点からナイチンゲールの病院建築の機能主義的位置づけは重要で、これを嚆矢《こうし》として、現代に至る機能的建築としての病院が出現したのである。この視点からすれば、ナイチンゲールは歴史上初の病院建築家といえよう。

ナイチンゲールはクリミア戦争から帰国して、スクタリの野戦病院での環境改善が傷病者の死亡率を下げたことを統計学者の協力による分析を経て確信をもち、『看護覚え書き』[4]と相前後して、『病院覚え書き』第一版（一八五八）を出版した。

これは英国の野戦病院や兵舎の改善を目指したものであったが、ナイチンゲールの名声は病院建築全般の改善を求める声を引き起こした。彼女は英国だけでなくヨーロッパの多くの病院を訪問して現状を観察し、これまでの看護や管理の経験を基礎に『病院覚え書き』第二版を加筆、その後、多くの部分をさらに書き直して、第三版が[▼1]一八六三年に刊行された。

第三版はまず、①既存の病院に対する衛生的見地からの指摘に始まり、②内科系・外科系患者の治療を進めるうえでの施設的障害を述べ、そして③新しく病院を建てる際の基本原理を示し、さらに④改善された病院事例を通して原理の確認をし、この病院から速やかに退院できるように⑤回復期病院の必要性を説き、成人と異なる⑥子ども病院の建築特性を記述し、⑦インドの陸軍病院について、⑧兵士の妻子の病院について述べてから、最後に国際統計学会で採用された⑨病院統計について修正提案を行う、という構成になっている。

本稿では、ナイチンゲールが提唱した病院建築形態を「ナイチンゲール病院」と称して、まず④の事例を検討したうえで、③の基本原理をまとめてみたい。

ナイチンゲール病院の事例

ハーバート病院（The Herbert Hospital）[★1]

ナイチンゲール自身が統括した病院の典型が The Herbert Hospital(Woolwich, England. 六五八床。以降、Herbert と略）である（図1・2）。

Herbert は『病院覚え書き』第三版の執筆中に建設（一八五九〜一八六四年）されており、ナイチンゲールは「これが完成すれば、英国のみならず欧州でも最もすばらしい病院になるであろう[5]」と述懐している。以下、ナイチンゲール自身による記述に従って、この病院の全体構成を見てみよう[6]。

全体は中央廊下で結ばれた七つの棟と独立した管理棟で構成される。七棟のうち四棟は中央廊下を挟んで両側に独立棟をもつ形態（Double Pavilion）で、残りの三棟は片側だけの形態（Single Pavilion）である。棟の端部は外気に満たされた状態である。七棟はすべて半地下階の上に二層の建物で、敷地が北側に向かって下がっているために、低い部分では半地下階は地上階となり、いくつかの居室（博物館、図書館、軍医室、会議室、倉庫）として用いられている。病棟は二層分で、隣棟間隔（建物と建物の間の距離）は病棟部分の高さの二倍である。

★1　病院の名称は、ナイチンゲールの良き理解者であったシドニー・ハーバート男爵（一八一〇〜一八六一）から取られている。

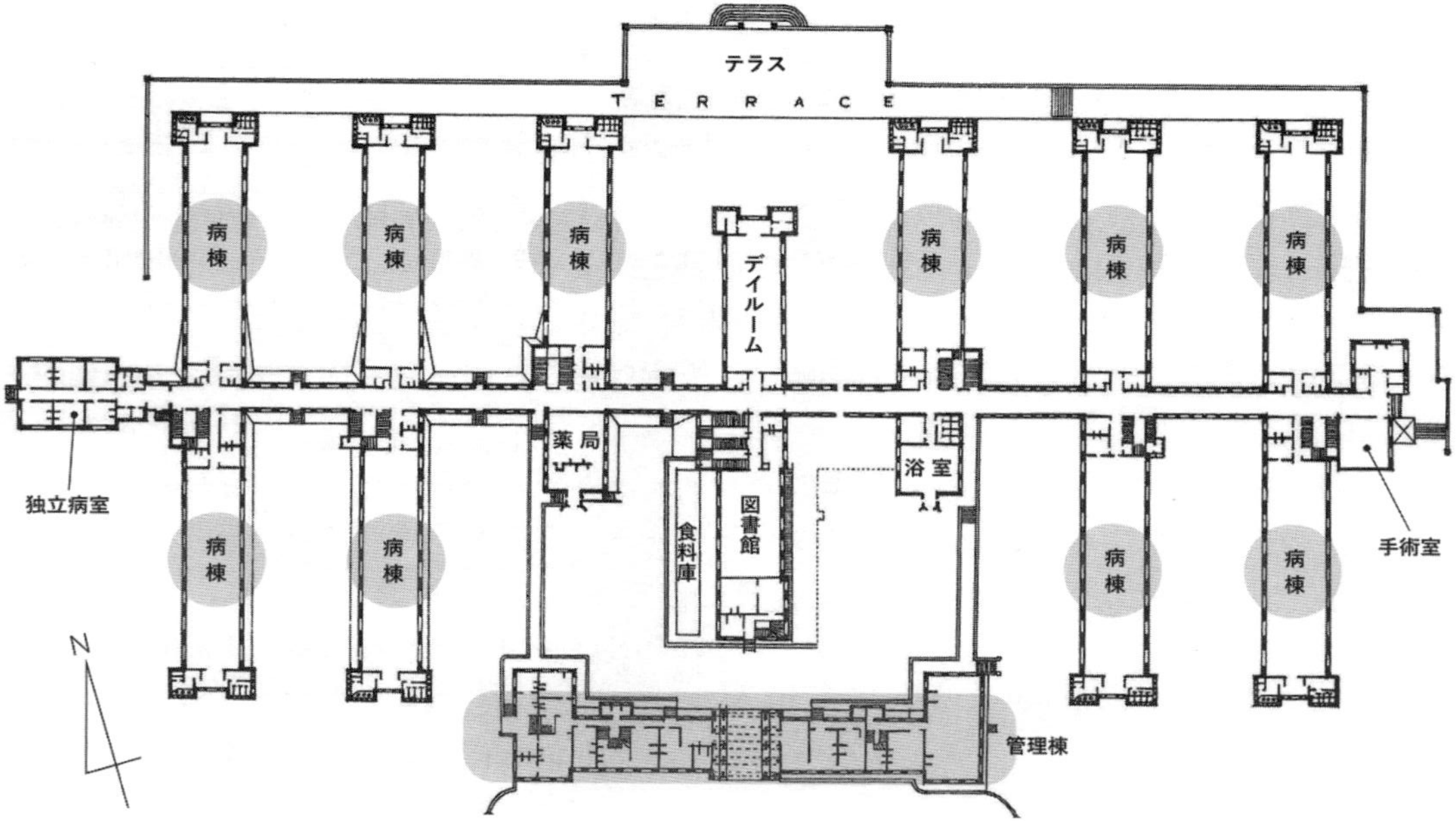

図1 ハーバート病院（The Herbert Hospital）の見取り図
中央廊下で7つの棟が結ばれ、うち4棟は中央廊下を挟んで両側に独立棟をもつ形態（Double Pavilion）、残りの3棟は片側だけの形態（Single Pavilion）をとる。

各病棟の端部には見事な風景を望むことができる大きな開口部がある。便所と洗面所、そして清拭室（Abution）と浴室が端部の両隅にあり、外気を直接取り入れることができる。各病棟は二八〜三二床の大部屋が主体で、両側の壁に直角に置かれた二床につき一つの窓がある。また廊下からの入口側には、看護師室（Nurse's room）と家事作業室（Scullery）がある。残念なことに、陸軍の規定で各床当たりの気積（室内の空気の総量。床面積×高さで計算する）が制限されているため、天井高は一四フィート（四・二メートル）しか取れていない。★2

中央の棟には回復期患者のためのデイルームがある。中央廊下を挟んでその反対側には厨房、その上に図書館、さらに上階に礼拝堂がある。すべての管理関係の部屋と宿泊室は正面の独立棟に入っている。病棟の軸は少し東寄りの南北方向で、一日のうち午前か午後に太陽光が必ず直接室内に差し込むようになっている。中央廊下の突き当たりには精神障害者の病室（六室）と管理室、反対側の端部には何室かの特殊病室と階段教室型手術室がある。

六五〇床は一〇の独立した二層の病棟に配され、一階建の廊下でつながれて、その下階は病院のすべてのサービス、つまり食事・薬品・石炭★3、廃棄物や汚染リネンの搬送経路になっており、各棟のエレベーターや回収シュートの縦動線とつながる。

こうすることによって、通常の病院でよくみかけられるすべての動きが混然となった中央廊下の喧騒さを回避できる。すなわち、このシステムは患者にとって何が直接必要か、必要

★2 ナイチンゲールは、一六〜一七フィート（四・八〜五・一メートル）の天井高が必要だと主張していた。
★3 石炭は各病棟の暖炉用燃料であるため、廊下はエネルギー供給通路の役割とみなせる。

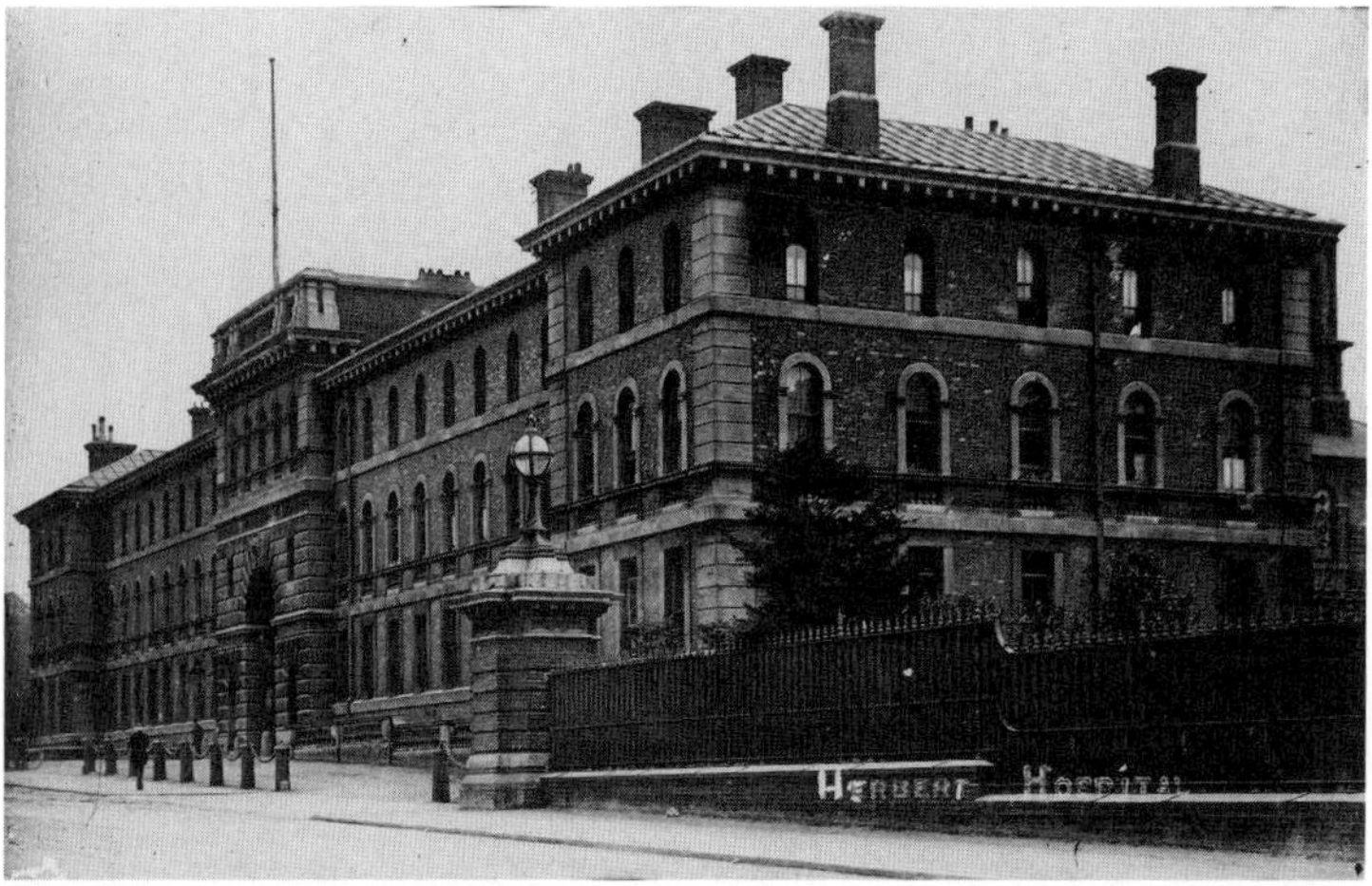

図 2　ハーバート病院
『病院覚え書き』第 3 版の執筆中に建設された。「これが完成すれば、英国のみならず欧州でも最もすばらしい病院になるであろう」と、当時のナイチンゲールは述懐している。
(Royal Herbert Hospital, Woolwich, circa 1908)

でないかを明確に分けて、効率を考えた管理上の原則を具現化したものである。廊下の屋上部分はテラスになっていて、回復期患者は天気の良い日には二階の病棟から出ることができる。雨天の場合には一階の廊下が運動用の通路となる。

各病棟は幅員が二六・五フィート（七・九五メートル）、天井高は一四フィート（四・二メートル）。また、一床当たりの床面積は九三〜九七平方フィート（八・三〜八・七平方メートル）、気積は一二〇〇〜一四〇〇立方フィート（三三・四〜三七・八立方メートル）である。

病棟の壁仕上げは、明色の艶出し仕上げ（polished light colour）、内装材は原則として耐火材（fire-proof）を用いている。床仕上げは樫材。床版《しょうばん》（人や物の重さを支える構造的な床）は鉄骨ジョイスト梁（小断面の梁を細かく並べて支持する梁）で補強されたコンクリートで、上階の騒音が下階に影響することを防いでいる。

病棟大部屋は中央二か所に置かれた暖炉（open-fire-place）によって暖められる。空気の取入口は床下にあって、あらかじめ外気より暖かくなるように工夫されている。給水・給湯設備は全建物の上部に設置され、白亜（石灰）層から採れる硬水の軟化装置（the lime process）を通して供給される。

以上がナイチンゲールによるHerbertの解説であるが、この計画は、①日照、換気、暖房、騒音など、患者の物理的療養環境への配慮、②デイルーム、屋外テラス、運動歩行用中央廊下、景色を楽しめる大窓など、患者の入院生活への配慮、③独立棟による院内感染防止対策、④供給・サービス部門の配置、人とモノを分離した中央廊下と縦動線の連結にみられる院内物流計画への配慮など、現代の病院計画にも共通の基本課題に対して明解な解答を示している。建築物はその時代の科学工業技術を反映したものだが、Herbertが当時、最新の病院建築として受け取られたことは想像に難くない。

さて、Herbertは忽然と出現したわけではない。ナイチンゲールはこの病院を、次に示すThe Lariboisiere HospitalとThe Vincennes Military Hospital両者の利点を余すことなく取り入れ、欠点をすべて取り除いて、特に衛生的観点からは大幅に改善された病院[5]だと評価している。

ラリボアジエ病院（The Lariboisiere Hospital）

The Lariboisiere Hospital（以降、Lariboisiere）は六一二床で、Herbertとほぼ同規模である（図3・4）。中央廊下にあたるのはガラス窓つきの平屋建で、中庭を取り囲んでいる。廊下屋上は病棟から容易に出られるテラスである。この着想はHerbertでも採用されている。この通路の外側に三階建の六つの病棟があり、各棟の間には通路に沿って食堂などが配置されている。建物高さに対する隣棟間隔はHerbertに比べて狭い。各病棟は三二床の大部屋が主体で、廊下からの入口脇には師長室（Sister's room）と家事作業室（Scullery）があることは類似しているが、病棟端部に便所と汚染リネン室の一部と二床室があることは異なる。この病院でも主入口正面に管理棟があるが、回廊型通路奥の中庭型の棟には、看護師居室、手術室、男女別浴室、霊安・解剖室などがある。

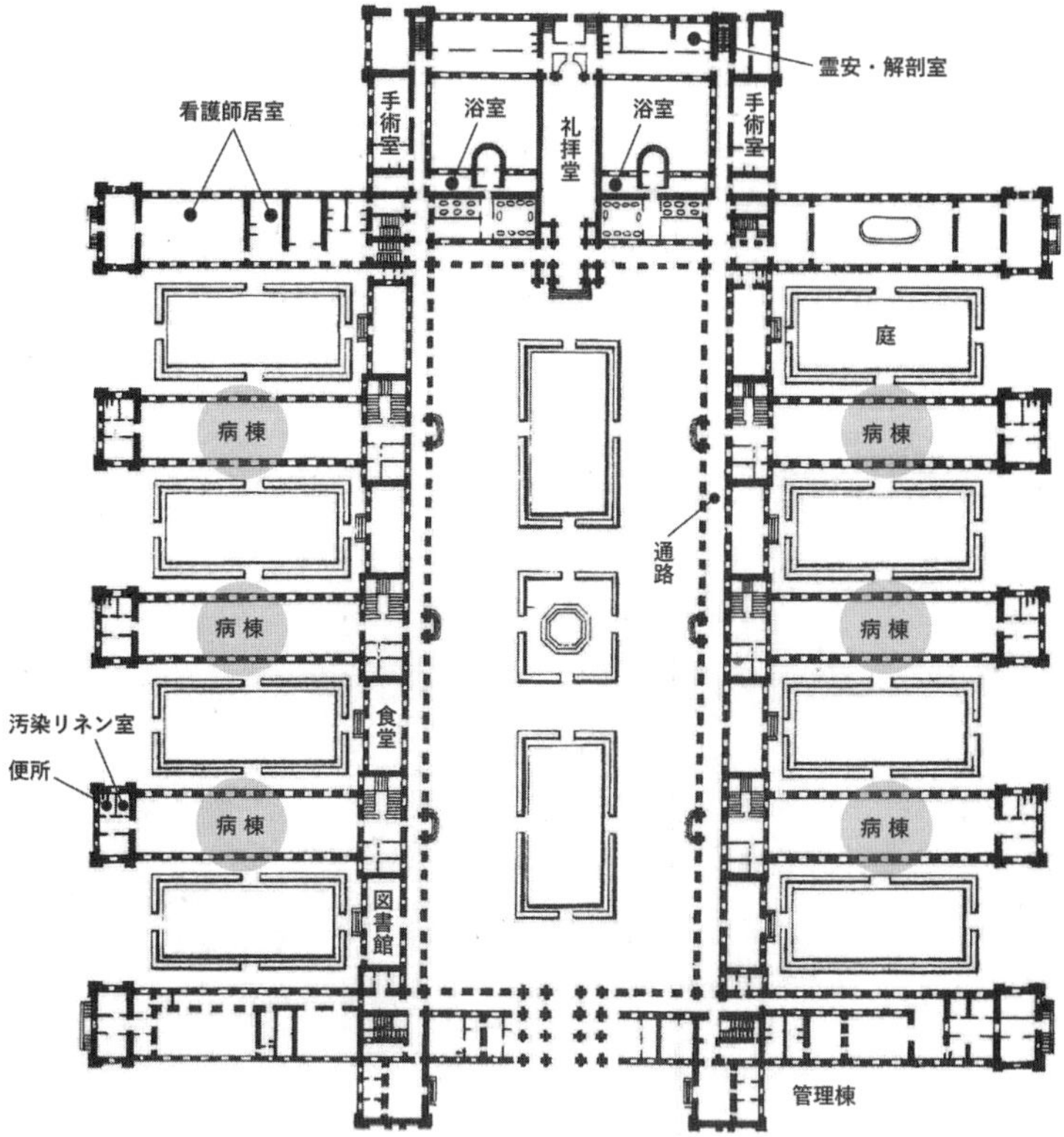

図 3 ラリボアジエ病院（The Lariboisiere Hospital）の見取り図
中央廊下に当たるのはガラス窓つきの平屋建で、中庭を取り囲んでいる。この通路の外側に 3 階建の 6 棟があり、各棟の間には通路に沿って食堂などが配置されている。

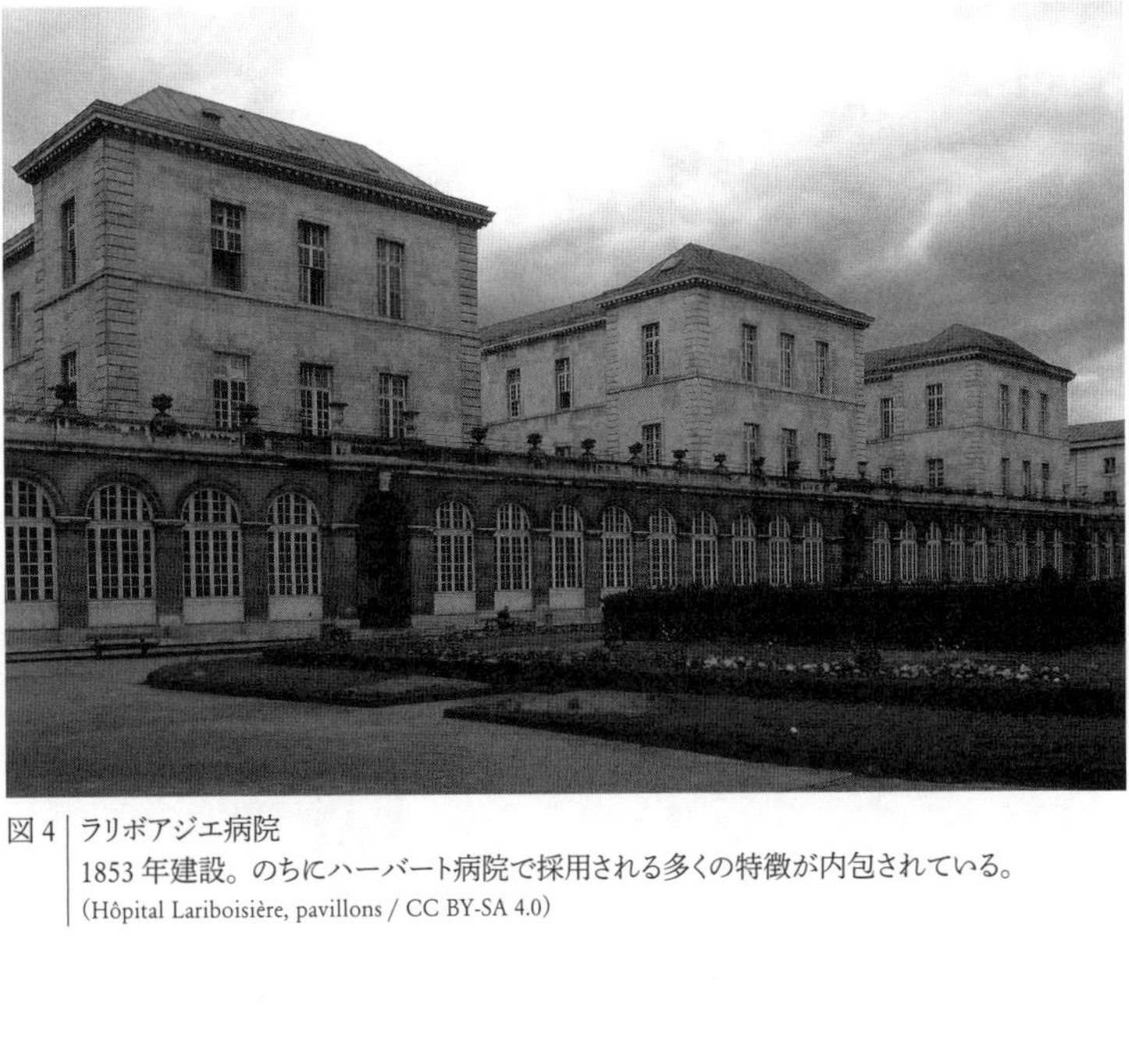

図 4　ラリボアジエ病院
1853 年建設。のちにハーバート病院で採用される多くの特徴が内包されている。
(Hôpital Lariboisière, pavillons / CC BY-SA 4.0)

ナイチンゲールはこの病院の全体配置を大変優れたものとして認めつつ、隣棟間隔が狭いことや、病棟の二床室が師長室から遠くにあり、かつ不潔区域にあること、そして暖房と換気が人工的方法（Artificial means）によることを欠点としている。しかしそれでも、Lariboisiereには Herbert で採用した多くの特徴が内包されていることに気づかざるを得ない。

ヴァンサンヌ陸軍病院（The Vincennes Military Hospital）

The Vincennes Military Hospital（以降、Vincennes）は六三七床★4で、Herbert とほぼ同規模である（**図5**）。四角形の中庭の三辺に沿ってそれぞれ独立棟が配されている。正面には礼拝堂をもつ管理棟、両側には各三〇八床、三三二床▼7を擁する病棟がある。病棟は屋根裏を含めた四層で、中央の広々とした階段室によって二つの病棟に分けられている。管理棟からは病棟の中央階段室までガラス張りの通路が左右に伸びている。

ナイチンゲールはこの病院の欠点を病棟が三層重なっていることにあるとし、中央階段を挟んで二つの病棟を設けたことを利点としている。この利点は、一層当たり多くの病床数を確保できるため看護師の病棟管理が容易で、階段による上下通行の回数を減らせることだと述べている。Vincennes が Herbert に与えた最大の特徴は、階段室の両側に病棟をもつ形態（Double Pavilion）であろう。

★4　六三七床という数字は、三〇八床と三三二床の合計は六四〇床なので計算上は合致しないが、原文の記述どおりにしている。

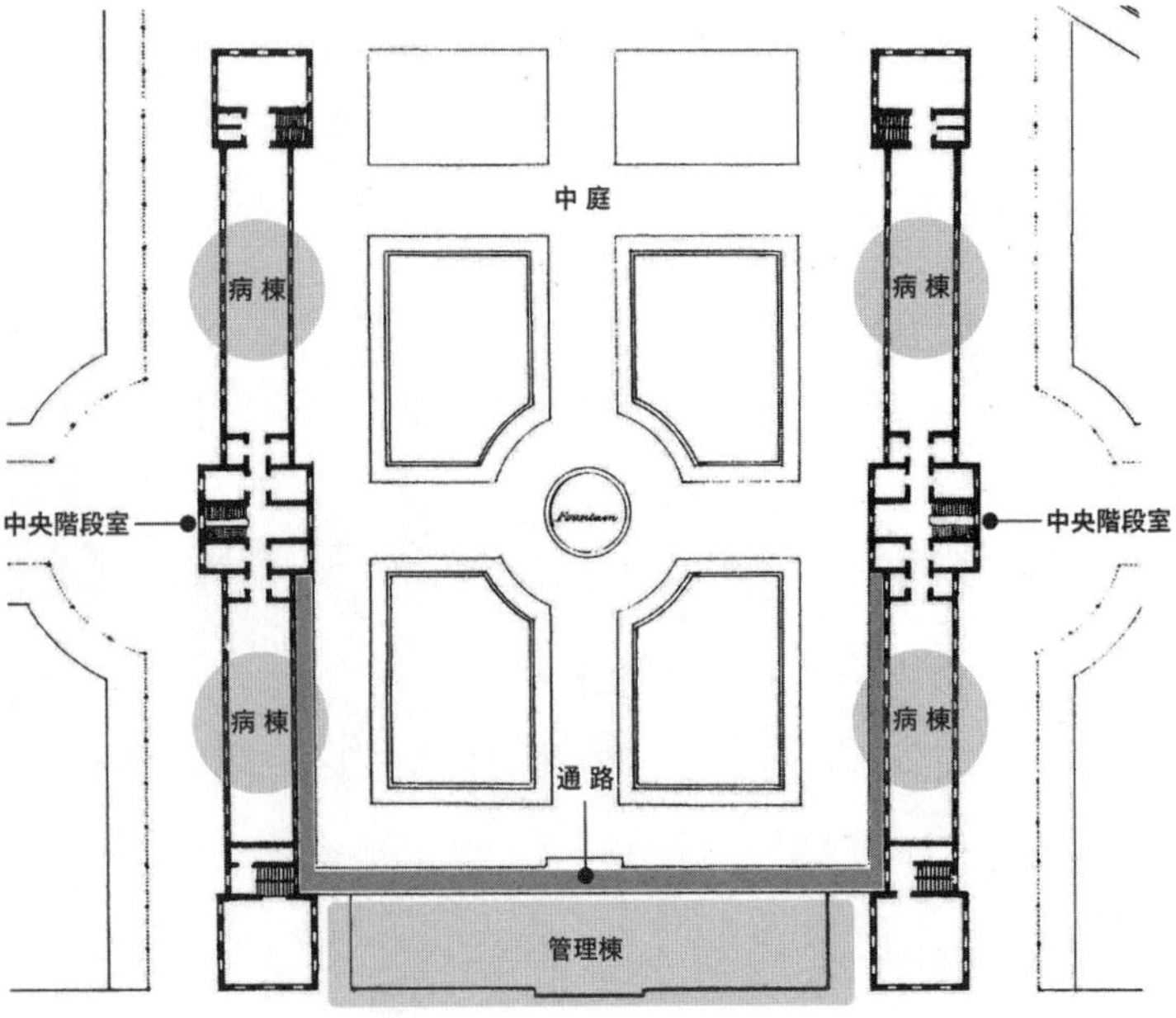

図5 ヴァンサンヌ陸軍病院（The Vincennes Military Hospital）の見取り図
四角形の中庭の3辺に沿ってそれぞれ独立棟が配されている。正面には管理棟、両側には各308床、332床を擁する病棟がある。病棟は屋根裏を含めた4層で、中央の階段室によって2つの病棟に分けられている。

ナイチンゲール病院の原理

ナイチンゲールは『病院覚え書き』[1]の各所で、病院建築について実に細部に至るまでの指摘をしている。これらの基本原理は『病院覚え書き』第三章[8]に主に記述されているが、他の章での記述を参照し、また日本語翻訳[9]も参考にして、建築計画学の視点から**表1**にまとめてみた。[10]当然ながら、これらの指摘は一九世紀当時の科学工学技術水準が基盤になっており、現代の水準からは稚拙で疑問視すべき項目があるが、重要なことはその解決結果よりも、それらの問題が発生した理由、あるいは解決しようとした問題設定自体である。

ただし、この原理の理解には念頭に置くべき事実が少なくとも二つある。一つは、ナイチンゲールが提唱した大部屋病棟は、急性期患者を対象にした重症病棟、換言すればＩＣＵ的病棟であることである。これは「内科的あるいは外科的処置が必要でなくなったら、いかなる患者も一日たりとも病棟に滞在させるべきではない[11]」と述べて、回復期病院に移すことを主張していることからもわかる。ナイチンゲールは「病院の本来の機能は、できるだけ早く病人に健康を回復させるところ[12]」と表現して、患者の入院期間に特別な注意を払っていた。[13]わが国でも回復期リハビリテーション病院（病棟）が整備されつつあるが、急性期病棟の平均在院期間を短縮することに貢献し、患者が自主的に回復することを意識するためにも重要である。急性期病棟であることを念頭に置けば、ナイチンゲール病棟の大部屋病室での看護観

II　（つづき）

項目	内容	備考
換気	扉、窓、暖炉が主体。人工換気は高価で非能率的	
給水	軟水を大量に。傷口の手当てには濾過した雨水を用いる。水は貯水タンクに溜めない	硬水は傷口の手当てには不可。汚染されるため
排水	排水管は建物の下を通さず直接外壁に露出させて設ける。臭気止めのU 字管や臭気抜きの換気口を設ける	

III　病棟に関する項目

項目	内容	備考
病床数	病棟当たり 20 〜 32 床	20 床以下になると配置職員数で不経済。コーナーが増加し、換気に不利。32 床以上であると高い天井高を要し、建設費の点から、また換気能率の点から不利。死者が発生した場合、小病室では同室者への影響大
1 層当たりの病棟数	階段が端部の場合は 1 病棟。階段が中央にある場合は両側に各 1、計 2 病棟	ただし階段室には広い面積を与え、両側および上部に開口部を設ける
所要室	病室、師長室、配膳室、浴室、便所、洗面所	
病室構成	個室と大病室	
個室数	32 床に対し 2 床。大病院では大部屋に附属させず、一群にして別の看護単位とする	重症患者、騒々しい患者、不快な排泄物などのある患者を収容
大病室の面積	ベッド当たり最小 100 平方フィート（9m^2）。気積では 1,500 立方フィート（40.5m^3）	換気、看護管理、臨床指導のスペースをとるため
大病室の天井高	15 フィート（4.5m）	

表1　ナイチンゲール病院の原理

I　病院の環境条件に関する項目

項目	内容	備考
空気	新鮮空気の供給。ベッド当たりの気積。独立棟	
光	日照	ある種の眼疾患、その他の例外を除く

注）ナイチンゲールは、[1] 新鮮な空気、[2] 陽光、[3] 十分な空間、[4] 患者の独立棟への収容、をあげているが、これらは結局、感染を防止するための換気と療養環境の向上のための換気および日照にまとめられると思われる。

II　病院の全体計画に関する項目

項目	内容	備考
敷地	乾燥した土壌（自然排水）。空気の清浄さ。患者輸送の便。医師、訪問者の便。医学校からの便	空気の清浄さは特に重要
全体構成	患者を健康的な独立した病棟に収容し、それらを、[1] 新鮮空気の導入、[2] 全壁面の日照、[3] 動線の合理化が実現するように配列	院内感染の防止。各々の棟（Pavilion）はあたかも一つひとつが独立した病院のようにする
全病床数	各病棟の病床数の和としていくらでも可能であるが、管理上からは1,000床まで	
隣棟間隔	最下階の病棟床からの高さの2倍以上	日照と有効な自然空気の確保。隣棟との感染防止。広い敷地と長い動線を要することとの調和を考慮
方位	各棟を南北方向に合わせる	各壁面に最大限の日照を得るため
階数	平屋建が望ましいが、2階建まではよい	平屋建は科学的技術や換気装置を必要とせずに換気、日照が得られる。2階建の場合も床のすきまあるいは階段室を通って上階に空気が移動することを防止する必要がある
廊下	日照、換気を阻害せずに全棟を結ぶように	
所要部門	病棟。一般管理部門	その他、手術室、洗濯室を病棟から独立して設ける。厨房などは病棟の下部でもよいとしている

項目	内容	備考
壁、天井仕上	艶がある非吸水性材料。目下のところパリアンセメントが最良	石鹸と水で洗浄可能で、タオルで拭き取れるように
色彩	陰うつで不潔にならない明るい色	病室内の一部でも暗いところができないように
木部仕上げ	ペンキかニスによる艶出し仕上げ。オーク材横羽目板	洗浄可能なように
ベッドカーテン（キュービクルカーテン）	不要。区画が必要なときにはベッドに座った頭部の高さ程度の低目の可動スクリーンを用いる	換気を阻害し、洗濯費がかさむ
家具の種類	軽量の椅子と小型のベッドテーブルを各ベッドに。肘かけ椅子と背のあるベンチを暖炉脇に。床頭に棚	病室内家具の数は少ないほどよい。材質はオーク材
ベッド	ベッドフレームは鍛鉄製。明るい色のペンキ仕上げ。マットレスはわら製のものを避け、毛布団にする。症状に応じて水布団、空気布団も必要。マットレス台はワイヤー製のものよりズック製がよい	ベッド寸法は幅3フィート〜3フィート6インチ、長さ6フィート3インチ。壁からの逃げをみると7フィート。わら製は冷たく、毛は耐久性があり、熱による消毒も可能。ワイヤーの交点にノミやダニがつく、また鉄のヘリはマットレスを傷める
食器	ガラス器か陶器	清潔で、洗浄手間が少ない
師長室	病棟の片側に配置し、寝室ならびに居間として十分な広さにする	昼夜を問わず待機、指揮できるように
家事作業室	各病棟の師長室と廊下を隔てて反対側に配置し、看護師が食事ができ、看護師や補助員が洗い物をしていても、師長が飲み物や罨法の用意ができる広さを与える	Scullery を訳したもので、実際には清潔準備室と呼べる機能を併せ持っている
家事作業室の設備	洗浄装置と調理用具。すなわち、給水、給湯つきの白陶器流し	汚染された空気の室内への侵入を防ぐため、排水管は下水管に直結しないようにする
浴室	大浴室と小浴室を設ける。大浴室は病棟から遠くない位置に廊下から入れるように独立して設け、小浴室は病棟に付設する	

III　（つづき）

項目	内容	備考
小病室の面積	ベッド当たり2,500立方フィート（67.5m^3）	患者の症状、換気上不利であるため。天井高を15フィートとすると床面積はベッド当たり166平方フィート（15m^2）となる
ベッド配置	片側に半数ずつ壁に対して直角に配置	
ベッド間隔	窓と窓の間に2台のベッドを置く場合は最低3フィート（0.9m）は空ける。ベッド間に窓がくる場合には窓幅以上	ベッド寸法と窓幅寸法から換算すると、窓と窓の間に2台置く場合、芯芯で1.8m以上。ベッド間に窓がくる場合、芯芯で2.3m以上
ベッド足許間の距離	11〜12フィート（3.3〜3.6m）。医学校付設病院では16フィート（4.8m）	
20床病室の基本寸法	長さ80×幅25（26）×高さ16（15）フィート	ベッド当たりに換算すると1,600（1,560）平方フィートとなる
窓の位置	少なくともベッド2つごとに1個の窓を向い合わせの位置に設置	窓の機能として、①日照、②換気、③（読書ができる）照度を得るためとしている
窓寸法	幅員4フィート8インチ（1.4m）、床から2〜3フィート（0.6〜0.9m）、そして天井から1フィート（0.3m）以下	床からの寸法は病床から外がみえるため、天井からの寸法は換気をよくするため
窓の建具	板ガラスのものか二重窓。二重窓がよりよい。また患者の症状に応じて外光が調整できるように	二重窓の利点は、天候にかかわらず換気可能なことであるが、欠点は清掃が困難なこと
病室床スラブ	スラブはコンクリートならびに鉄骨ジョイスト梁による補強。耐火性能を有すること	
床仕上	オーク材、パイン材、タイルまたは非吸水性のセメント	非吸水性材料であることを示す。腐敗の原因となるおがくずを床下に残さぬよう。タイルやセメント材は熱伝導性良好のため温暖な地方に適す。寒冷地では織物の耳でつくった靴を支給したり、ベッド脇に敷物が必要

IV　病棟以外に関する項目

項目	内容	備考
厨房	病棟から離し、明るい色のセメント仕上げ。定食、軽食、治療食の調理ができる設備	漆喰は蒸気や臭気で剥離する
洗濯室	病棟の風下に別棟として配置。汚れたリネンは大量に保管しないようにする。清潔リネンは修繕、分類、供給の機能をもたせる	
リネンシュート	直径 15 ～ 18 インチ(0.38 ～ 0.45m)の施釉された陶管を用い、投入口は病室から遠ざけ、階段か換気良好な廊下につける。管は建物屋上まで通し、内部が換気できるようにする	
手術室	外科病棟と同じ階、また男女両病棟から同一距離になるように配置する。大きな天窓、北側の頂側光をとれるようにする。術後患者は一般に回復室を設けるよりは病室に戻すほうがよい	

※この表は"Note on Hospitals"(文献 1)と"病院覚え書"(ナイチンゲール著作集 第 2 巻;文献 9)を参考に作成した。

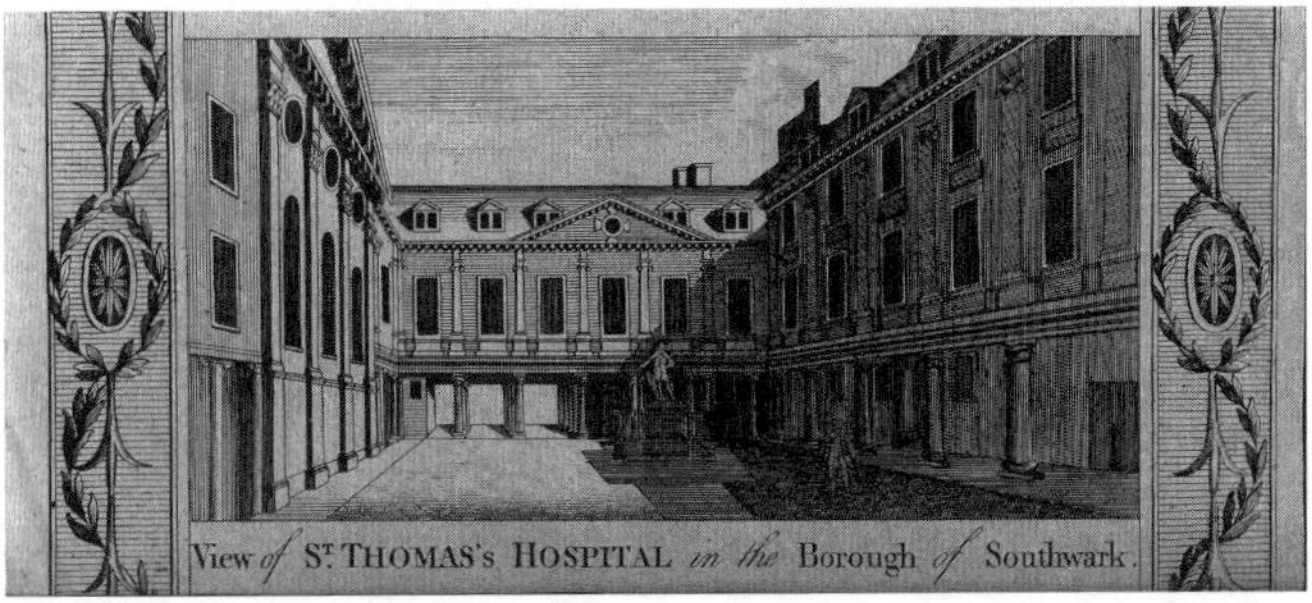

Old St. Thomas's Hospital, Southwark: inside the first courtyard.
(Wellcome Collection / CC BY 4.0)

III （つづき）

項目	内容	備考
大浴室	十分な換気と暖房。温浴、冷水浴槽を設け、硫黄水、熱空気、薬物蒸気、シャワー、注水器を設備する。床は木製にし、壁は白色タイルかセメント	
小浴室	施釉されたテラコッタ製の浴槽。給水、給湯設備	テラコッタ製のものは保湿性がよく、清潔維持が容易
可動浴槽	各病棟に供給し、給水、給湯、排水設備を設ける	
便所	入口の反対側、病棟端部で外気に直接面する位置に配置する。職員用便所は患者用と別に設ける	
便所の設備	円錐型でなく半球型の大量の水が流せるサイフォン便器。背が高く、大型で、深く、丸型の穴のついた陶製流しで、大きな排水穴の上に水柱のついた汚物流しを便所の脇に設置	汚水、携帯便器の始末、痰つぼ処理のため
洗面室	陶器製の洗面器を十分な間隔をとって設置し、浴室と隣接して設ける	
便所、洗面室の仕上げ	白い磁器タイル、エナメル状スレート、セメント	乾燥し、清潔な状態を保つように
階段と踊り場	床仕上げは石製	
廊下	床仕上げは菱形の敷石あるいはタイル	耐久性のため
テラス	床仕上げはアスファルトを施釉したタイル	歩行可能あるいはベッドごとに出せるように

察の容易さやプライバシーの考え方の判断材料になる。

もう一つは、当時の医学水準である。近代西洋医学、特に外科学では麻酔、止血、無菌技術の進歩が目覚ましく、一九世紀後半から長足の進歩を遂げた[▼14・15]。ナイチンゲールが看護に一生を捧げる決心した頃、ボストンのマサチューセッツ総合病院の手術室では、一八四六年にモートン（William T.G. Morton）が全世界初のエーテル全身麻酔を成功させた。翌年にはシンプソン（James Y. Simpson）がクロロフォルムによる無痛分娩に成功する。

そして『病院覚え書き』の第一版が出版される直前の一八五八年、ウィルヒョウ（Rudolf J. K. Virchow）が細胞病理学を確立。一八六一年にはゼンメルワイス（Ignaz P. Semmelweis）が手指消毒を施して産褥熱の原因を解明。一八六七年はリスター（Joseph Lister）が石炭酸による手術室殺菌法を発表。一八七六年はコッホ(Robert Koch)が炭疽菌の純粋培養に成功し、一八八〇年にパスツール（Louis Pasteur）がワクチン療法を開発、そして一八八二年、コッホの結核菌発見などにより細菌による感染原因が究明された。これらはナイチンゲールの後半生の出来事である。

さらに、画像診断の基となったレントゲン（Willhelm Roentgen）によるX線発見は一八九五年、キュリー夫人（Marie Curie）のラジウム発見が一八九八年、ともにナイチンゲールが七〇歳半ばの出来事である。当時の彼女は現在なら周知のこのような医療や診療技術に関する知識を知る由もなく、病院の環境改善を提唱したのである。

この病棟空間は①感染防止、②療養環境の向上、③容易な看護観察を旨に提案されたものであり、これらの目的のために**表1**に示すような詳細な記述が行われ、隣棟間隔、棟の向き、病床数、窓の寸法などが規定されたのである。この気積の中に、ナイチンゲール病院の原理が集約されている。

ちなみに、基本単位空間の幅員は8フィート（2・4メートル）なので、ベッド自体の幅を0・9メートルとすると隣接ベッドとの間隔は1・5メートルとなる。筆者らが行ったベッド周りの基本的看護作業に必要な寸法の計測分析結果[16]は奇しくも1・5メートルであった。移動式X線撮影装置を用いるなど、現代のベッド周り作業は当時と比べて複雑かつ広さを必要としているにもかかわらず、ナイチンゲールの提案した寸法が現在でも通用することは驚愕に値する。また、この寸法は隣接病床の患者からの飛沫感染を避けるための最低必要寸法であるとも聞く。

ナイチンゲール病院の原理をひと言で言うならば、『病院覚え書き』の前書きの冒頭で述べている「病院が備えるべき第一条件は、病院建築が患者に害を与えないこと[17]」に尽きるのである。

ナイチンゲール病院は、特に英国では看護観察と病棟管理の容易さから、一九世紀後半〜二〇世紀前半にかけて唯一の病院形態とみなされた。また、ナイチンゲール病院の病棟配置、病床数、換気方法などの原理は、大英帝国の影響力も存在して、英国のみならずヨーロッパ諸国、南北戦争当時の米国、そして大英帝国植民地での病院建築に多大な影響を及ぼした。ナイチンゲール病院は、二〇世紀後半の我々が知る現在の病院形態に至る発展が開始されるまで、世界各地で病院建築のモデルとして君臨したのである。

ナイチンゲール病院の典型例

セント・トーマス病院（St. Thomas' Hospital）

一九世紀に至るまで、病院全体面積の八〜九割は病棟が占めており、病院の歴史は病棟の歴史であった。このような状況では、病棟の病室構成は全体計画に影響を与える。ナイチンゲール病院で採用された大部屋は、一一世紀頃から修道院の大ホールに病人を収容したことに端を発している。しかし同時に、感染症や精神疾患の罹患患者、貴族階級や富裕層のために常に小部屋・個室が併設されていた。特に精神疾患施設では、個室を主体とした病院が一八〜一九世紀に出現している。

英国ではヘンリー八世の宗教改革により、ローマン・カトリック教会領は没収され、付属病院は見捨てられた。その後九年もの間、貧しい病人のための収容施設は顧みられず、特にロンドンでは社会福祉施設の欠如の結果、巷にはこれらの人々があふれ悲惨な状況を呈した。かかる状況の改善のため、有力市民が私費を投じ、St. Bartholomew' Hospital（一一二三年創設）とSt. Thomas' Bethlem Hospital（一一七三年以前創設）ほか、二病院が建設された。

これらの母体は教会であったが、この時期に国王による支援団体が管理し、一八世紀になると他の建物の「転用された平面」から病院機能に即した「計画された平面」の病院に建て替えられた。両者はともに中庭型を採用したが、St. Bartholomew は通風のため四隅を開放したのに対し、St.Thomas' Bethlem では閉じていたため悪評であった。ナイチンゲールも中庭型に言及しており、通風を阻害することや病棟の壁面すべてが日照を十分に得られないことを欠点としている。

St. Thomas' Hospital は、上記のように St. Bartholomew' Hospital と並びロンドンで最も歴史ある一〇〇〇床を擁する教育病院として有名であるが、ナイチンゲールの思想に多大な影響を受けて、一八七一年にテムズ川の国会議事堂対岸に移転新築された。それは現存するナイチンゲール病院の中で最も典型的なものと言われている。

一九七〇年代にはまだオリジナルな形態を残した病棟として使用されていたので、その様子を記述しよう(図6~8)。病棟からの入口は中央廊下からの一か所に限られ、大部屋につながる廊下の両側には、師長室、リネン庫、ごみ置場、切り花準備コーナー、配膳室、そして手洗器つき個室があり、階段室とエレベーターに接している。大部屋病室は片側に一五床、計三〇床が壁に直角に配置され、一番奥の一床ずつを除いて各病床間に縦長の窓が切ってある。[★5]

大部屋中央の奥はデイスペースとして用いられ、テレビ一台と安楽椅子が置かれている。三

★5 Herbert では二床ごとに窓が切ってあった。

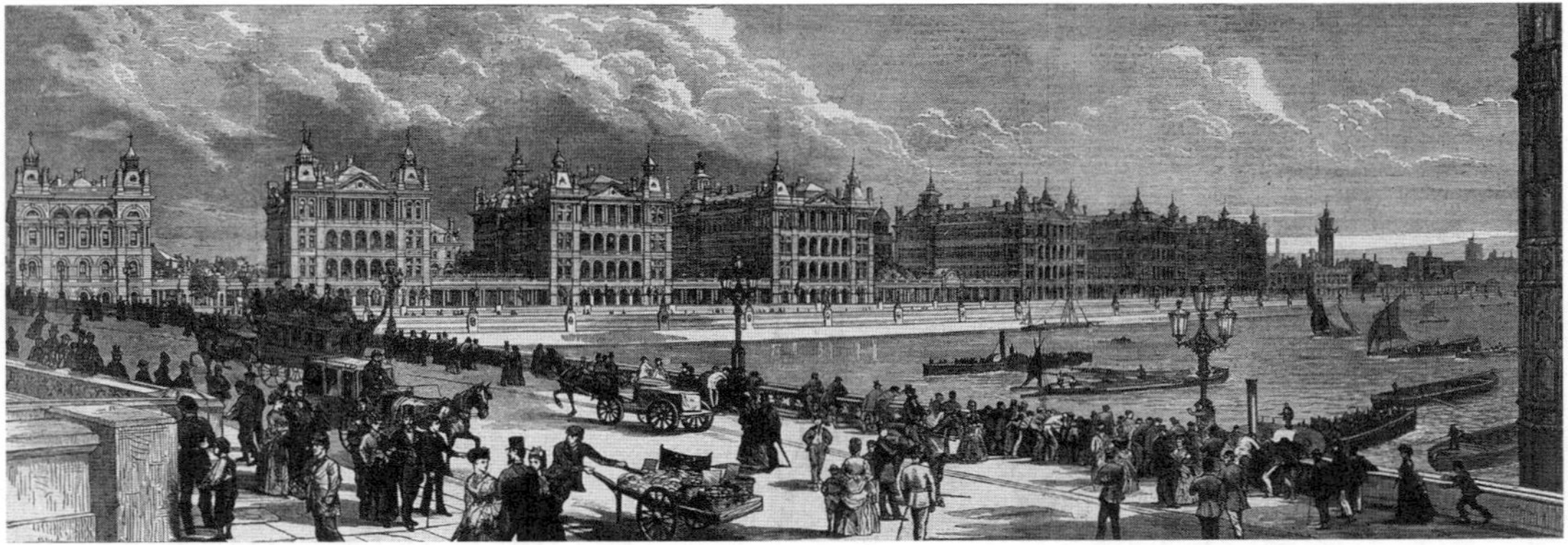

図6 1871年に新築されたセント・トーマス病院（St.Thomas' Hospital）
セント・トーマス病院は12世紀に建設された歴史ある教育病院。ナイチンゲールの思想に大きな影響を受け、1871年にテムズ川の国会議事堂対岸に新築された。
（St. Thomas' Hospital, Lambeth: from the north bank of the river, in front of New Scotland Yard, traffic on Westminster Bridge in the foreground, 1871 / CC BY 4.0）

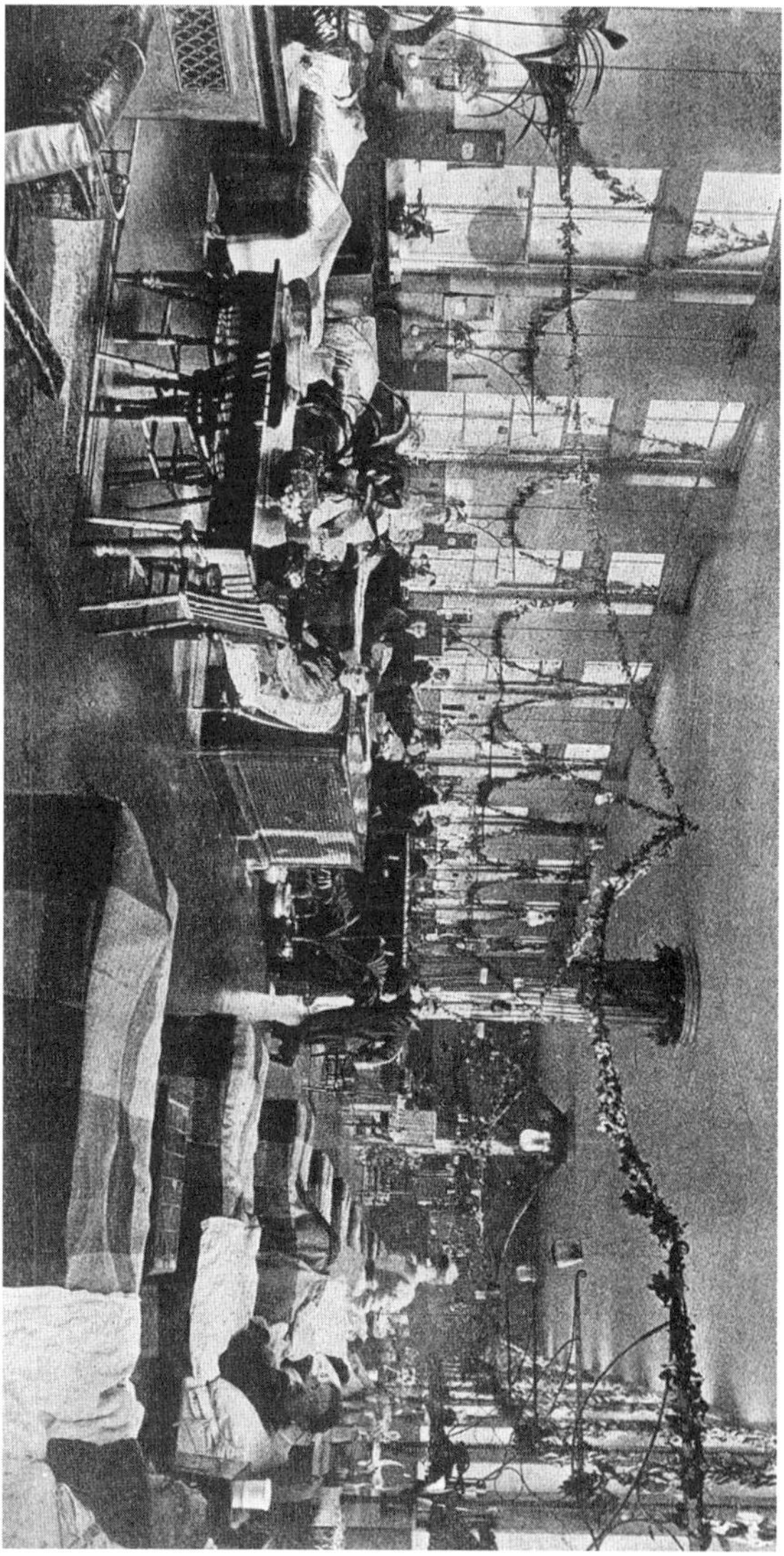

図7｜1970年代までオリジナルな形態を残していたセント・トーマス病院（St.Thomas' Hospital）のナイチンゲール病棟

（"Florence Nightingale" ward, St. Thomas' Hospital, Iconographic Collections / CC BY 4.0）

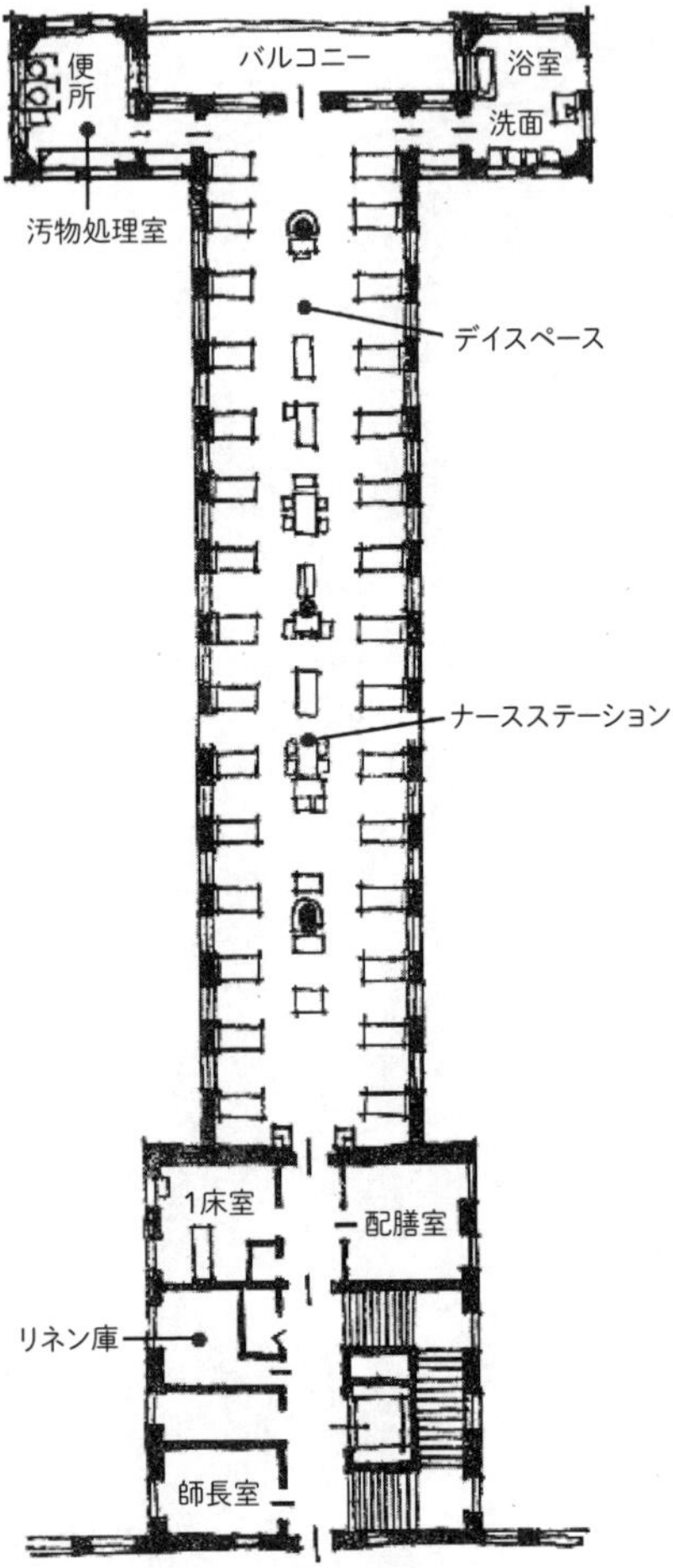

図 8 セント・トーマス病院（St. Thomas' Hospital）の見取り図
病棟からの入口は中央廊下からの1か所で、大部屋につながる廊下の両側に師長室、リネン庫等と個室があり、階段室とエレベーターに接している。大部屋病室は片側に15床、計30床が壁に直角に配置され、一番奥の1床ずつを除いて各病床間に縦長の窓が切ってある。

本の独立柱が中央に一列に並び、真ん中の柱の脇には作業流しがあり、その付近はナースステーションとして机と電話器、病歴ワゴンが置かれている。床は木製で、天井は高い。病棟端部にはバルコニーがあり、テムズ川を臨むことができる。右手隅の部屋には四個の洗面器、シャワー・浴槽各一器が備えられ、左手隅の部屋には便所ブース二個、便器洗浄器、汚物流し、使用済みリネン置き場がある。大部屋病室には各病床にキュービクルカーテンがあるが、便所ブースとともに建設時には存在しなかったものである。病棟中央の暖炉は当時唯一の暖房装置であったが、その後、蒸気ラジエーターに交換されている。

病棟評価研究とまとめ

St. Thomas' Hospitalは、第二次世界大戦中の空襲により多くの部分が損傷を受けたのを機に建て替え計画が始まり、一九六六年、一部を取り壊して手術部・救急部と病棟で構成される一一階建の東病棟が建設された。一九七六年、第二期工事として敷地の北側に外来、中央診療棟、病棟で構成される一三階+五階建の北病棟が建設された。この二つの新築工事の完了後、残った三棟のナイチンゲール病棟は南病棟と呼ばれている。

一九七七年、一八か月の研究期間を経て「セント・トーマス病院の病棟評価」[18]が発表された。この敷地に一〇〇年を経たナイチンゲール病棟があり、一九六〇年代と七〇年代に建てられた新しい病棟を同一の組織・スタッフが運営・使用しているので、異なる建築の型を比較するのに好適であった。看護職員・医師・管理者、そして入院患者へのインタビューを通して比較検討が行われた。

戦後、ナイチンゲール病棟の大部屋に対するプライバシーの欠如など、様々な批判があり、一〇〇年を経た古い病棟の評価は低いだろうと予想していた。しかし、驚くべき結果が得られた。南病棟の患者やスタッフの満足度は低くなかったのである。詳細は割愛するが、ナイチンゲール病棟のもつ特徴が、機能のみを追求し続けた結果出現した我々が知る二〇世紀の病院建築に対して、ある意味での警鐘を鳴らしていたのである。

『病院覚え書き』[★6]の中で、ナイチンゲールは「健康に影響を及ぼす因子で光に関連しているのだが、回復速度を著しく速めるものとして、冷たい壁ばかりを眺めていないで窓の外を見ること、というのを私自身の経験からつけ加えておきたい。窓の外ばかりではなく、明るい色の花々を楽しんだり、ベッドの頭のほうにある窓からの光で本を読むことができたりするのが、どんなによいか。一般には、こうしたことの効果は、心の中に現れると言われている。おそらくそうなのであろう。が、それが、身体のうえにも効果を及ぼさないはずがないではないか[▼19]」と述べている。

一九八四年、テキサスA&M大学のUlrich教授は、外科病棟の入院患者の診療録を調べて、窓から緑が見える病室の患者のほうが、レンガの壁しか見えない病室の患者に比べて、手術後の退院日数が統計学的有意差をもって短期間であることを発表した[▼20]。上記のナイチンゲールの経験が、科学的にエビデンスを得たといえよう。

歴史上はじめて、ナイチンゲールが病院の機能的な定義を行って提唱したナイチンゲール病院。それが起点となり、西洋医学の診断・治療を実施する場として、二〇世紀後半に機能主義を信奉した病院が発展を遂げた。二一世紀の現在、西洋医学の限界が語られ、東洋医学を含めた統合医学の可能性が検討されている。このところ新型コロナウイルス（COVID-19）に対する病院や住居環境での対応が問題になっている。ナイチンゲールが感染防止の視点だけでなく、根源的に重視している優れた建築的環境が患者の回復を促進することを改めて再考すべき時期ではないかと思われる。

こと病院建築に関していうならば、病人および負傷者を速やかに回復させる最上のチャンスを提供するような建物を造ったときにのみ、建築家は自分の求める建築と経済とが実現したと自信をもってよいであろう。▼21・22

★6　『病院覚え書き』の最終章は病院統計を扱っているが、まぎれもなく、これは科学的エビデンスを重視するナイチンゲールの主張である。ＥＢＭ（Evidence Based Medicine）が医学界で叫ばれて久しいが、建築界ではＥＢＤ（Evidence Based Design）が主流になりつつある。

引用文献

▼1 Nightingale F. : Notes on Hospitals, 3rd edition, enlarged and for the most part rewritten, Longman/Green, Longman/Roberts and Green, 1863, 187pp
▼2 前掲書1、三五頁
▼3 Thompson J.D., Goldin G. : The Hospital : A Social and Architectural History, Yale University Press, 1975, 349pp
▼4 Nightingale F. : Notes on Nursing, New edition, revised and enlarged, Harrison, 1860, 221pp
▼5 前掲書1、一〇二頁
▼6 前掲書1、一〇二-一〇四頁
▼7 前掲書1、一〇一頁
▼8 前掲書1、五六-八九頁
▼9 フローレンス・ナイチンゲール：病院覚え書．湯槇ます 監修、薄井坦子ほか 訳：ナイチンゲール著作集 第二巻、現代社、一九七四、総頁三七六
▼10 長澤 泰：ナイチンゲール病棟とその評価、英国医療施設研究（2）、厚生省病院管理研究所研究報告シリーズ七九〇五号、一九七九年五月、総頁七二
▼11 前掲書1、一〇七頁
▼12 前掲書9、一九六頁
▼13 前掲書1、四-五頁
▼14 Thorwald J.（塩月正雄 訳）：外科の夜明け、東京メディカルセンター、一九六六、総頁四七六
▼15 坂井建雄：図説 医学の歴史、医学書院、二〇一九、総頁六四八
▼16 長澤 泰、上野 淳、山下哲郎、筧 淳夫：ベッドまわりの看護作業領域の分析、日本建築学会大会学術講演梗概集、一九八六年八月
▼17 前掲書1、iii頁
▼18 Noble A., Dixon R. : Ward Evaluation; St. Thomas Hospital, Medical Architecture Research Unit, The Polytechnic of North London, 1977, 154pp
▼19 前掲書9、三一二頁
▼20 Ulrich S.R. : View Through a Window May Influence Recovery from Surgery, Reprint Series, Vol.224, The American Association for the Advancement of Science, p.420–421, 27 April 1984
▼21 前掲書9、二九二頁
▼22 前掲書1、一〇六頁

セント・トーマス病院訪問一九八七

西村 かおる

西村 かおる　にしむら・かおる
一九五七年高知県生まれ。日本三育学院カレッジ看護学科、東京都公衆衛生看護専門学校保健学科を卒業後、東京衛生病院に訪問看護師として勤務。その後、英国にて地域看護を学ぶとともにコンチネンスアドバイザーの存在を知り、排泄ケアを学ぶ。一九九〇年、コンチネンスセンター（排泄ケア情報センター）を開設。現在はＮＰＯ法人 日本コンチネンス協会名誉会長、コンチネンスジャパン株式会社専務取締役などを務め、全国各地の病院でコンチネンスのアドバイスに奔走している。山梨大学大学院医学工学総合教育部修士課程看護専攻修了。『パンツは一生の友だち』『排泄ケアワークブック』『アセスメントに基づく排便ケア』など著書多数。
このレポート執筆時（一九八七年）は東京衛生病院訪問看護師で英国に在住していた。

ナイチンゲール病棟は、二〇～三〇人の患者を一つの看護単位とした間仕切りなしの二〇〇畳の広さをもつ、ワンルームのいわゆる「大部屋」で、病室中央付近にナースステーションが設置され、看護師が効率的に患者ケアを行えるように工夫されていた。フローレンス・ナイチンゲールにより提唱されたこの病棟スタイルは、一九世紀後半に世界中の病院建築で採用された。

一八七一年に建てられた英国ロンドンのセント・トーマス病院南病棟は、ナイチンゲール病棟の典型として知られており、一〇〇年以上の歴史を誇っていたが、プライバシーを重視する現代社会では時代遅れとの声が高まり、一九八七年に惜しくも解体されてしまった。

本リポートは、閉鎖が決まった南病棟の最後の様子をつづった貴重な記録である。

広く明るく高い天井

しばしば絵葉書に登場するロンドンの巨大な時計台ビッグベン。その堂々たる国会議事堂の建物とテムズ川を挟んだ真向かいにセント・トーマス病院はある。さすがに国会議事堂の建物には負けるとしても、一〇〇年以上の歴史をもち、教育病院として、英国医療の第一線を担い続けるその風格はすばらしいものだ。

ここには、一八七一年に建てられた南病棟、すなわちナイチンゲール病棟と、一九六六年に建てられた東病棟、そして一九七六年に建てられた北病棟の三つが同じ敷地内に建っている。

東病棟と北病棟は、読者が見慣れた日本の病棟に比較的近いと考えてよいと思うが、大部屋といっても四人、あるいは六人が最高で、ベッドの間も広く、日本よりはるかにゆったりとして静かである。では、問題の南病棟はどのような病棟なのだろうか。

ナイチンゲールのデザインと聞いただけで古びた建物を想像していた私にとって、案内された南病棟はあまりに明るく、そして広く、まるで体育館か工場に案内されたかのような気さえした。それは、高い天井と広い壁が、明るい卵色のペンキで染みなく塗り変えられているためだと気がついた。そして、もちろん、木造ではない。英国の古い建物の特徴である高い天井は五メートル近くある（もっと古くなると低くなるのだが）。

そのガランとした天井の下には、三〇のベッドが真ん中を大きく開けて一五ずつ左右に向かい合って並んでいる。映画などで見る軍隊の寮のようだが、違うのはベッドとベッドの間がゆったりと二メートルはあることだろう。個室は一つあるのだが、ナイチンゲール病棟の特徴は一病棟、大部屋一つと考えてよいと思う（28ページ図8参照）。そして一つひとつのベッドの頭のほうに大きな窓がついている。残念なことに、窓からの景色は修復工事の様子しかみえなかったが、それでも広い窓を一つ確保できるということは、患者にとって大きななぐさめになるに違いないと思った。

患者は男女いっしょだった。患者のまわりはすっきりとしていて、無駄なものは何もない。個人の持ち物としては、寝まき、洗面道具、少しの本など、それ以外は病院の物を使用するそうだ。患者のスーツケースさえも病室にはない。生活道具一式をベッドサイドに並べる日本とは大違いだ。

スクリーンを閉めている患者もいたが、ほとんどはすっきりと開け、三〇のベッドが見渡せる。といっても、端から端までは三五メートル以上あるわけで、他の患者が何をしているかはよく注意しないとみえない。そんな二列に並ぶ三〇のベッドの真ん中に机が四つほどあり、そこがナースステーションだった。

カウンターもドアの仕切りも何もない。患者のベッドの延長に当たり前のように机が並び、そこで医師と看護師が記録をしたり、話をしたりしていた。もちろん、そこで引き継ぎを含むすべてが行われる。引き継ぎ時には患者をシャットアウトする日本の病棟しか知らなかった私には、なんだか不安に思えた。患者のプライバシーは保てるのだろうか。そして、看護師はくつろぐことができるのだろうか。

ナイチンゲール病棟には入口が一つしかなく、そこに二つのトイレがあるだけだ。入口から遠い患者にとってはかなりの距離だ。また、たった二つで足りるのだろうか。あまりに日本の病院と違う様子に、疑問が次々に浮かんできた。

高く評価されている病棟構造

同じような疑問、批判が二〇世紀に入ってナイチンゲール病棟に向けられたらしい。プライバシーの欠如、騒音、経済性、感染の恐れ等、ワンフロアーの病棟ということからくる害はたくさんあるように思われる。

しかし、ここに注目すべきレポートがある。一九七六年二月から一九七七年八月まで北ロンドン工科大学の医療施設研究部門が行った、セント・トーマス病院の三種類の病棟評価の研究結果[▼1・2]だ。これは三つの異なったタイプの病棟利用者を医師、看護師、患者、その他の職種五タイプに分け、それぞれにインタビューをして得たものだ。その結果、ナイチンゲール病棟は高く評価されていたのである（29ページ参照）。

プライバシーは、他の生活音が大きいためにかえって保ちやすく、カーテンを閉めることによって守ることができる。逆に、騒音防止を配慮した新しい病棟は静かすぎて、会話がもれやすいという結果が出た。

また、看護師がなぜ忙しいのかひと目でわかるため、患者も協力的な姿勢になることが示された。施設も、誰が今トイレを使用しているのかわかるため、各々が譲り合って使用することになり、特に不都合はなかった。

以上の結果を裏づけるかのように、ナイチンゲール病棟に入院の経験をもつロンドンにお住まいのDさんは、次にように話してくれた。

「私は二回入院したのですが、一回目は大部屋、そして二回目は個室に入りました。大部屋のときはとても楽しかったわ。皆とても仲良くなって、私が手術後はじめて歩くときは一歩一歩声をかけて励ましてくれました。お花なんかも、たくさんもらう人とそうじゃない人といるでしょう。それがみえるわけよね。だけど自然に皆が均等になるように分け合って、チャリティの人が上手に生けてくれました。

看護師さんはいつもみえるところにいるから、とても安心でした。私が痛そうにしていると、呼ぶ前に気がついてくれて、『痛いの？ 注射しましょうか？』って聞いてくれるので、自分から呼ぶ必要はありませんでした。夜、真ん中にいる看護師さんの机がみえるのは、本当に心強かった。一人じゃない、という気持ちでした。看護師さんとも仲良くなって、『昨日のデートどうだった？』なんて話したり……。

それに比べて、個室はとても淋しかったです。子どもが小さくて、個室は面会制限がない、という理由で選んだのですが、何か看護師さんに頼みたいときは、ドアをいちいち開けて看護師さんの様子を確かめたり、ベルを押すにも勇気が必要でした。そして娘が帰った後は誰も話し相手はいないし……、入院するなら絶対にナイチンゲール病棟がいいと思います。」

孤独感から解放され、ニーズにもすぐに対応してもらえるのがナイチンゲール病棟の利点ということだろうが、他の患者への気がねなどはどうだったのだろうか。Dさんは次のように言う。

「消灯になっても自分のベッドの電気はつけていてもいいのですが、なんとなく皆、消していましたね。でもそれは苦ではありませんでした。ベッドについているイヤホーンラジオを自由に聞けたし、病気で入院していたのですしね。

話をしていても、多くの人が集まっているから気がねなく自分のベッドに帰ることができたし、小人数よりはるかによいと思います。」

現場の看護師の声は

患者にとっては大好評のナイチンゲール病棟だが、現場の看護師にとってはどうなのだろうか。病院を案内してくれたシスター（病棟責任者）に疑問に思ったことをいろいろ聞いてみた。彼女はこの病院のナイチンゲール病棟で働いたことはないが、ほかであるという。

まず「どのような患者がここに入るのか」という質問には、「医師によって分けられるので、特別な条件があるわけではありません。ただ、老人で運動に困難がある人にはあまり向かないかもしれませんね。またごくまれに、どうしても合わない、という人はいるようです。どうしても一人になりたい、という人ですね。でもたいていは皆ここが気に入って、次の入院も、と思うようです。また、ここで感染症が広まったという話は聞いたことはありません。」

そして「たった一つの個室はなんのために使い、そして数は十分なのか」という問いには、

「一つというのは十分ではないでしょう。できれば二〜三はあったほうがいいと思います。そのように改造した病院もあります。個室をどう使うかは、大部屋の患者がどのような状況にあるかによって異なります。終末期の方が何人もいれば、いちばん手のかからない患者が個室に入りますし、逆に一人であればその人が個室に入ります。また家族の多い人等、個室に入る条件はいつも変わります」との返答だった。個室イコール死という公式しかなかった私には、手品でも見たような気分。でもそこで疑問になるのは大部屋での死だ。大部屋の利点である人間関係のよさは、逆に死に際して悪影響を及ぼすのではないか。

「親しい患者が亡くなったとき、ほかの患者にとってはもちろんショックです。悲しみ、落ち込む人もいます。そんなときにはなるべく患者の話を聞くように看護師は心がけます。必要があれば他の職種（牧師、心理療法士等）に頼みますが、あまり多くはありません。」それは、亡くなった患者の死に至るまでのプロセスを他の患者もいっしょに踏んでいくためかもしれない。亡くなる患者にとっては、生活の音のする、そして友人となった同室者に囲まれて最期のときを過ごせるのは幸せなことだろう。

ナースステーションについては、「記録、引き継ぎなど看護業務には差し支えありません。ただくつろげないので、入口のところに、テレビのある看護師用の部屋を一つつくりました」と言って、部屋をみせてくれた。広くはないが、数人の看護師がお茶を飲んでくつろいでいる。はっきりと公と私を分ける英国人の側面をみたような気がした。

「これだけ長い病棟で看護をするのは大変ではないか」という疑問には、次のような答えが返ってきた。「いいえ、ここではただ一つの目的のためだけに一人の患者のところに行くということはなく、歩きながら何人もの患者の観察ができます。患者も私たちが忙しいとよく協力してくれます。とても働きやすいところです。」

看護師にとっても患者にとっても居心地のよいナイチンゲール病棟、私はナイチンゲールの偉大さを今一度思い知った。

取り壊される病棟！

ところが、意外な言葉が案内してくれた秘書の方から出た。「実はここも、もう取り壊されることになっているのです。」「えっ?! どうしてですか? 患者も看護師もこんなによいと認めているのに。」高い評価ばかりに接していた私にとっては、信じられない気がした。

「病院側は、暖房等の効率は悪いし、オールドファッションと考えています。若い世代は一人ひとりのプライバシーがはっきりとしている生活に慣れているので、このような形は受け入れられないのではないでしょうか。」

あまりに残念で、早口に「三病棟比較レポートは考慮されていないのですか。ここのよさを知っている人たちは、病院の計画に反対意見を出さないのですか」と聞いてみた。

「レポートはなんの効果もなかったように思います。もちろん、ここのよさを知っている人

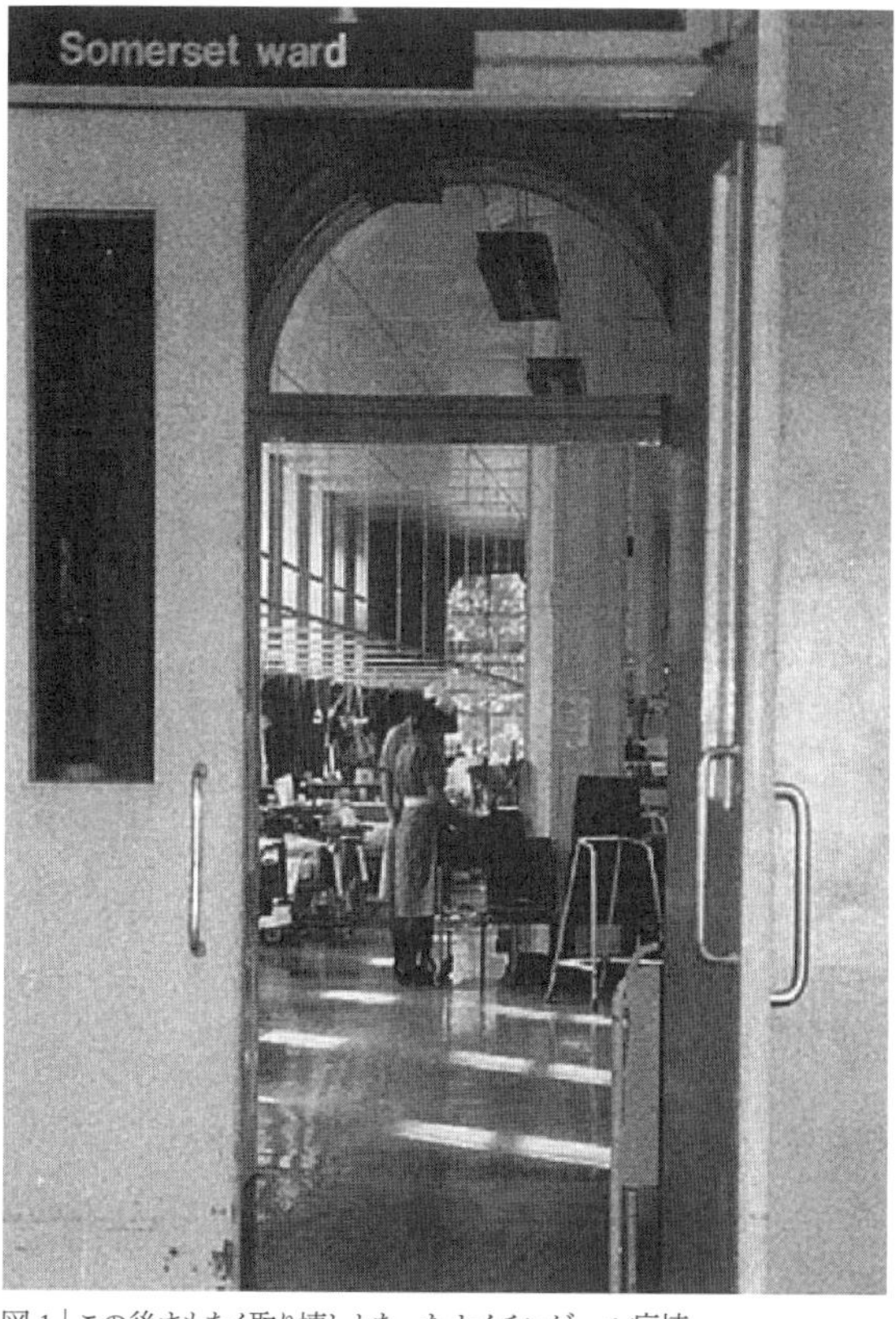

図1　この後まもなく取り壊しとなったナイチンゲール病棟
（筆者撮影）

は反対しました。でもこの大きな病院では、ここで働いたことのある者、あるいは入院したことのある者は、ほんの一部なのですよ。この病棟の経験のない者は、ほかと比較のしようがありませんから、よさがわからないのだと思います。病院の方針は時々、現場の声を無視することもあります。とても残念です。」

工事は今年（一九八七年）から始まる予定という。本来ならば、もう始まっているはずなのだそうだ（図1）。

それにしても、由緒あるセント・トーマス病院のナイチンゲール病棟である。歴史的な意味も含めて、保存することはできないのだろうか……。ただ古いというだけで、よさのわからない人たちによって建て変えられてしまうのは無念、という気持ちで病院を出たのだった。

引用文献

▼1 Noble A., Dixon R.: Ward Evaluation; St. Thomas Hospital, Medical Architecture Research Unit, The Polytechnic of North London, 1977, 154pp

▼2 長澤 泰：ナイチンゲール病棟の再発見―病院建築家の立場から、綜合看護、一四（四）：九―三一、一九七九

〈日本のナイチンゲール病棟1〉

ナイチンゲールの思想に基づいた病院建築
——東京慈恵医院

芳賀 佐和子

芳賀 佐和子 はが・さわこ
東京慈恵会医学部看護学科 客員教授
一九六八年、慈恵高等看護学院卒業、東京慈恵会医科大学附属病院内科病棟に勤務。その後、母校である慈恵看護専門学校の教員として後輩の指導にあたる。一九七五年頃から『慈恵看護教育百年史』の編纂に向けて史料収集を行い、一九八四年に本を発行。一九九二年に開学した東京慈恵会医科大学医学部看護学科の設置準備にあたり、開学と同時に基礎看護学の教員となり、二〇〇二年に定年退職を迎えた。その後、二〇一六年に発行した『慈恵看護教育130年史』の編集にも携わった。日本で最初に看護の教育を始めた慈恵の歴史をたどる旅は、四〇年前に抱いた歴史への興味に導かれ、現在も続いている。

慈恵の医療活動は、医師の養成、看護師の養成、施療病院での診療、の三つを事業として明治時代に開始された。その後、様々な出来事を乗り越え、現在は東京慈恵会医科大学附属病院（東京都港区西新橋）とほかに三つの病院、および東京慈恵会医学部医学科と看護学科、慈恵看護専門学校を含む三校の看護学校をもつ組織へと発展している。

現在の附属病院看護部の理念は、以下のように示されている。

建学の精神「病気を診ずして、病人を診よ」を基盤に、F・ナイチンゲールの考えに基づいて「看護とは生命力の消耗を最小にするよう生活過程を整えること」と捉え、患者さんをひとりの人間として尊重し、相手の立場に立った患者さん主体の看護を提供します。私たちは、専門職として、より質の高い看護をめざして自己研鑽に努め、医療・看護の発展に貢献します。

建学の精神とフローレンス・ナイチンゲールの考えを現代まで大切にしている慈恵の医療は、英国に留学し、医学を学んだ学祖・高木《たかき》兼寛《かねひろ》の軌跡によるところが大きい。

学祖・高木兼寛の英国留学

高木兼寛（一八四九〜一九二〇）は宮崎県で生まれ、慶応二（一八六六）年、一八歳のときに鹿児島に出て、石神良策[1]に師事し、医学を学ぶ。その後、戊辰の役を契機に西洋医学導入の必要性を痛感し、明治二（一八六九）年に鹿児島医学校に入学する。

そこで、当時、鹿児島医学校に校長として招かれていた英国の医師ウイリアム・ウイリス[2]に英国流の医学の教えを受ける。ウイリスは、「病人を看護する体制、および一般の寄付による病院での治療体制によって、その国の文明度や開明度がわかる」と説き、若い高木の将来を見据え、英国への留学を薦めた。

明治五（一八七二）年に上京し、海軍軍医となった高木は、鹿児島医学校の恩師ウイリアム・アンダーソン[3]の推薦によって、彼の母校であるセント・トーマス病院医学校へ留学することとなった。同八（一八七五）年、二七歳の高木は横浜港を出航、同年一〇月ロンドンに到着し、セント・トーマス病院医学校に入学する。そして、五年後の明治一三（一八八〇）年一一月に帰国し、東京海軍病院長に就任した。

英国での高木は、あらゆることに日本との違いを感じながら、貪欲に学ぶ中で特に医療環境の改善の必要性を痛感し、広く庶民に医療を提供する「施療[4]」という考え方に傾倒していった。また、日本にはなかった「看護婦」という職業にも関心をもち、帰国の年に英国で発行された『Handbook of Nursing』という看護の本を持ち帰っている。この本は米国ニューヘイブン病院のコネチカット看護学校委員会の編纂による看護教科書で、ナイチンゲールの著作『Notes on Nursing（看護覚え書き）』の内容を参考に書かれたものである。

セント・トーマス病院とナイチンゲール病棟

高木は、セント・トーマス病院医学校での講義や臨床を通して懸命に学んだが、臨床では一八七一年に建築されたセント・トーマス病院で様々な体験を重ねていく。病院はナイチンゲールの病院建築に関する考えが反映され、患者の療養環境について考える機会となった。そして、高木はこの病棟で医師と看護婦が共に働く姿を目の当たりにしたのである（**図1**）。また、セント・トーマス病院には一八六〇年にナイチンゲールが設立した看護学校があり、高

★1 幕末〜明治時代の医師。戊辰戦争において英国人医師ウイリスの下で治療にあたった。明治二（一八六九）年、医学校開設のため鹿児島藩に招かれたウイリスに従い、鹿児島医学校教授となった。その後、海軍病院長を務めた。

★2 英国人医師。幕末に英国総領事館付医官として来日し、明治一〇（一八七七）年に帰国するまで約一五年にわたり、日本の近代医学・医療の基礎を築き、発展に貢献した。

★3 英国人医師。明治六（一八七三）年、日本海軍の招きで来日し、海軍軍医寮で海軍軍医教育にあたった。

★4 無料あるいは極めて安い費用で医療を提供すること。

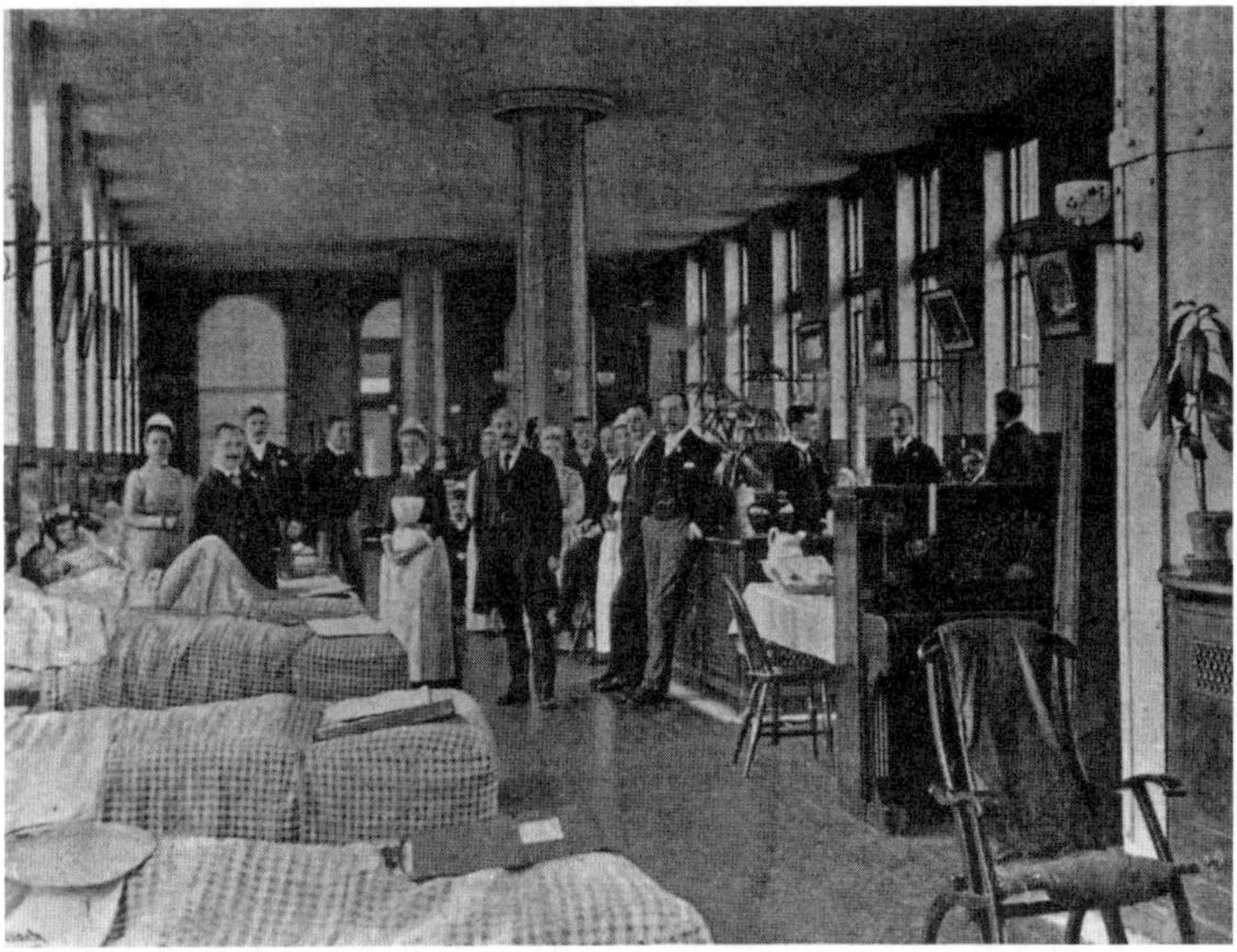

図 1 | セント・トーマス病院の病棟の様子
（東京慈恵会医科大学学術情報センター史料室提供）

木は臨床の場を通して、日本には誕生していない訓練を受けた看護婦の職業価値について身をもって理解したようである。
セント・トーマス病院の病棟は、ナイチンゲールの指導によりつくられた。ナイチンゲールは、「病院は病人の回復の場であるべきで、病院の環境の悪さから、病状を悪化させ、さらには二次感染を引き起こすようなことは、予防しなければならない」と考え、病院建築について提言している。
ナイチンゲールの考えは、クリミア戦争後に書かれた「病院覚え書き」に詳細に示されている。現代社発行の『ナイチンゲール著作集 第二巻』に収められている「病院覚え書」[1]の冒頭には、次のような文章がある。

病院が備えているべき第一の必要条件は、病院は病人に害を与えないことである。とここに明言すると、それは奇妙な原則であると思われるかもしれない。ところがこの原則はぜひとも最初に打ち出しておかねばならない。というのは、病院それも特に人口の密集している都市の病院の中での死亡率が、病院以外の場所で手当を受けている患者について予想できる同種の病気の死亡率よりも、はるかに高いからである。

ナイチンゲールは、「病院病」を発生させる主なる原因として、四つの欠陥をあげている。

①一つ屋根のもとに多数の病人が密集していること
②ベッド一つ当たりの空間の不足
③換気の不足
④光線の不足

そしてこれらの欠陥をふまえて、「病院構造の原則」について、

病院建築の第一原則は、分離させた各パビリオンに病人を分割することである。病院の場合パビリオンとは建物全体のうち分離して造られている一棟をいう。各パビリオンには安全が保証できるかぎり最大限のベッドをはじめ適当数の看護婦室・台所・浴室・便所など、すべて患者数にみあうだけ、必要充分なかたちで備えてある。そしてこれは、院内の他のパビリオンや管理事務部門とは完全に切り離されているべきであるが、簡単な渡り廊下などでつながっているのはかまわない。

と述べ、パビリオン型を提唱した。

セント・トーマス病院の南病棟は、ナイチンゲールの提案に基づいて、一つひとつの独立したパビリオンからなっている。そして、各パビリオンの構造についても、「病院病」を発生させない提案が詳細になされている。

・各棟の病室の階数は二階以上にすべきでない。
・各階の病室数は、パビリオン全体を端から端まで開け放して、一つの階に病室は一つというふうにすることである。
・一つの病室に収容する最適のベッド数は、健康的であるという条件に合わせて、管理および規律の点で無理がないという条件を請け合える最も好ましい病室の大きさは、二〇〜三二床である。また、患者は病室の両側へ半数ずつ収容すること。
・少なくともベッド二つごとに一つの窓がほしい。それは患者が光・換気・ベッドでものを読めるために必要である。窓の高さは患者が外を見られるようになっていて、上は天井の基部まで達しているのがよい。

セント・トーマス病院南病棟の内部構造は、窓一つにベッド一つがあり、ベッドは片側一五ベッド、両方で三〇ベッド、中央には暖炉やデイスペース、片側には浴室とトイレとバルコニー、もう一方には特別病室とリネン庫、事務所、婦長室、台所、リフトがある（後掲図5参照）。

高木は留学中にセント・トーマス病院を拠点にして様々な経験をしたことは想像に難くないが、衣・食・住のすべてにかかわる病院建築についても日本との相違に驚いたに違いない。

帰国直後の高木兼寛の活動

帰国後、高木はただちに活動を開始する。当時の日本では、医療を受けられずに死を迎える人も多かった。高木は「たまたま貧しいだけの人が治療を受けられずに死んでいくのは、医師として見過ごせない」と考え、研究を重んずるドイツ医学ではなく、医療重視のイギリス医学を実践する必要性を感じていた。

そして、手始めに同志の医師一八名と共に、明治一四（一八八一）年一月に「成医会」をつくった。会の目的は「専ラ醫風ヲ改良シテ学術ヲ講究スルニアリ」とある。成医会会員は、会員相互で研鑽を積み、医師を育成することと、施療病院の建設が急務であると考えるようになった。

同年五月、「成医会講習所」を設立して医学教育を開始した。そして翌年の明治一五（一八八二）年八月、民間で唯一の施療病院である「有志共立東京病院」を設立し、診療を開始した。施療病院は皇室の御眷護の下に、明治二〇年、「東京慈恵医院」と改められた。一方、成医会講習所は明治二三年に成医学校と改め、翌年「東京慈恵医院医学校」と改称した。

明治一八（一八八五）年には、「有志共立東京病院看護婦教育所」が開設される。この学校は、ナイチンゲール看護婦養成学校★5を範として企画・運営された。

これらすべての事業において、高木の英国における体験が生かされ、日本に根づいていく第一歩を踏み出したといえよう。

施療病院と東京慈恵医院第一号病棟

高木は、明治一五年から芝公園五号一〇番地「天光院」で、有志共立東京病院の診療を開始した。そして、明治一六（一八八三）年に旧東京府病院の跡地に移転し、明治一七（一八八四）年四月一九日に開院式を行った。

東京府病院の建物および設備を借り受けた高木は、その後、病院の改築を重ねていく。明治三六（一九〇三）年の東京慈恵医院建物図が現存しており、図面にナイチンゲール病棟に似た建物が二棟みられる（**図2**の囲み部分）。これは明治一九（一八八六）年に建てた第一号病棟と明治二三（一八九〇）年に建てた第二号病棟である。

『東京慈恵医院 第一報告』[▼2]には、はじめて建築した第一号病棟の記録が載っている。

★5 一八六〇年にフローレンス・ナイチンゲールがセント・トーマス病院の中に開校した看護学校。現在はキングス・カレッジ・オブ・ロンドンの一部局である。看護実務だけでなく、病院管理、スタッフ育成など指導的立場になれる看護師の育成を目指しており、卒業生は世界各国の病院で優秀な指導者となっている。

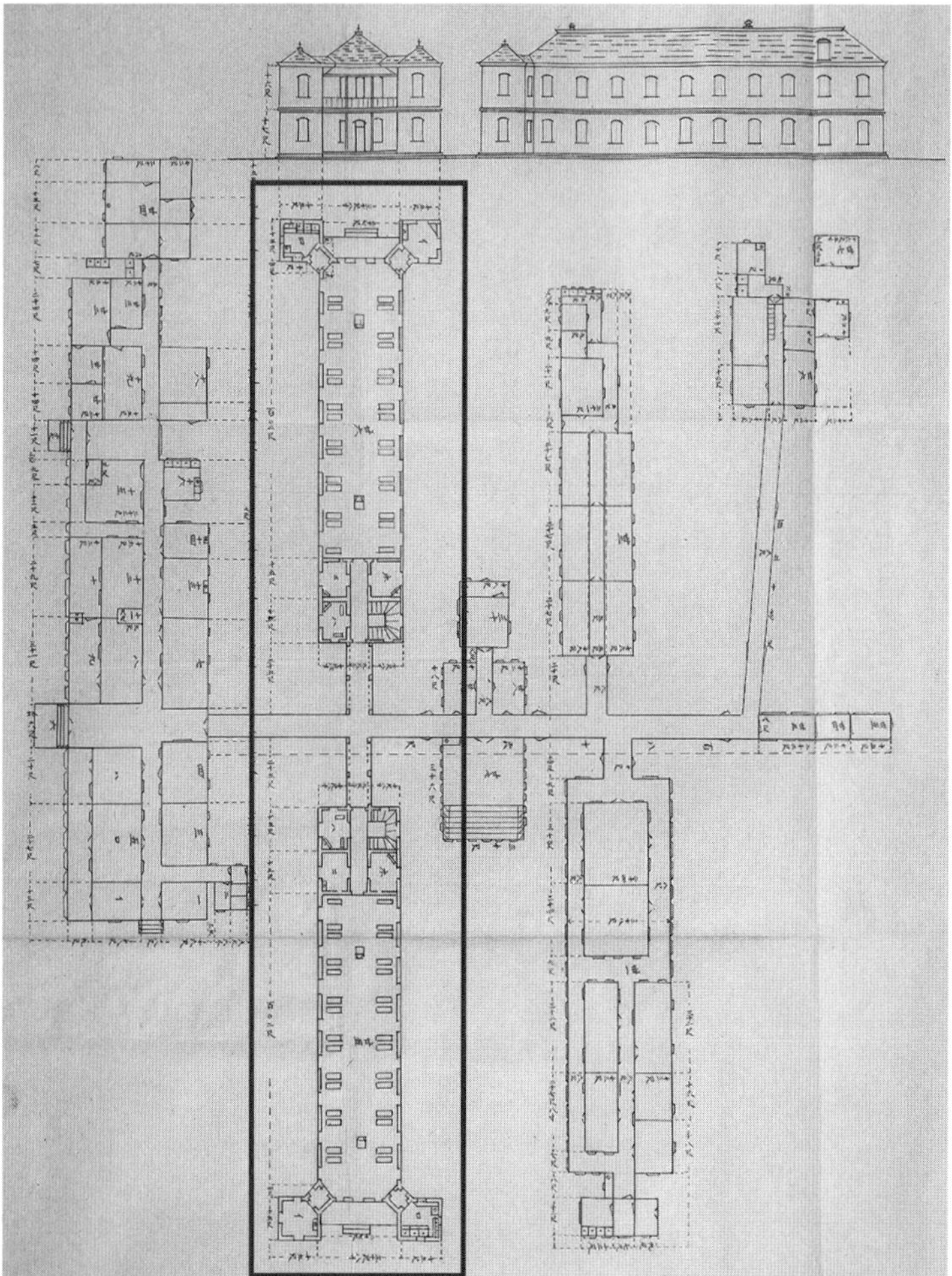

図2　高木兼寛の建てた東京慈恵医院建物図——明治36（1903）年の病院全体の様子
（東京慈恵会医科大学学術情報センター史料室提供）

図面の詳細は日本看護協会出版会WEBサイト［教養と看護］内の記事「高木兼寛が追い求めた理想—東京慈恵会医科大学附属病院とナイチンゲール病棟」（http://jnapcdc.com/LA/jikei/）をご覧ください。

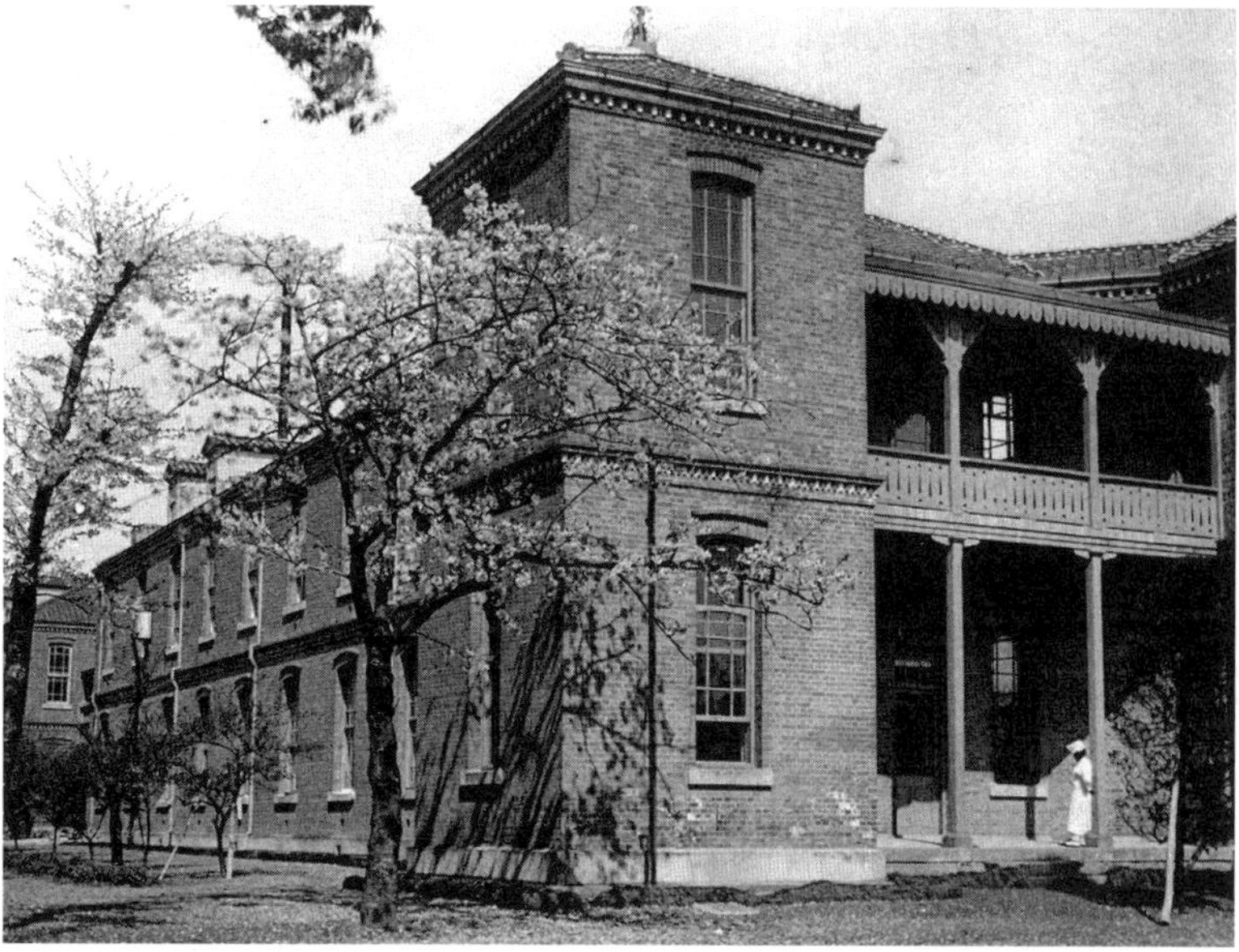

図 3 | 東京慈恵医院病棟の外観
（東京慈恵会医科大学学術情報センター史料室提供）

明治一八年五月二五日　総会

高木兼寛病室新築図面並に仕様書を出して一同に示し終えて新築の要旨を演述すること左の如し

今日まで使用し来たりし病室は諸君の知らるる如く木造にして且つ請負建築なれば甚だ不堅固なり斯《か》く不堅固なるを知って其計画をなさざるは遺憾なり遺憾なるのみならず一度烈風が起これば毀損破滅の危険あらん若《も》し毀損破滅の難あるに当っては患者をして災害を被らしめ尚且施療を停止するの恐れあらん然る時は該病院は治療を知て家屋の損破滅を知らざるかと笑止せられん是れ余が病室新築の議案を草する所以なり而《しか》して木造にして不堅固なるよりは寧《むし》ろ石造をもって堅固に建築せんとす

暫くして起立を問う総員賛成す仍《よっ》て草案に決す

右建築入費の見積高は八千円なり

この総会によって新病棟の建築は決定し、明治一八年九月一日に第一号病棟の建築に着手し、翌年五月に完成した。**図3**はできあがった第一号病棟の外観で、レンガ造りであることがわかる。

病棟内部の構造を図面（**図4**）で見ると、片側に一五ベッドずつ三〇ベッド、窓一つにつきベッド二つが描かれている。中央に中の台と呼ばれた記録台と手洗いがあり、病室全長は一〇二尺（約三一メートル）、幅は二七尺（約八メートル）である。

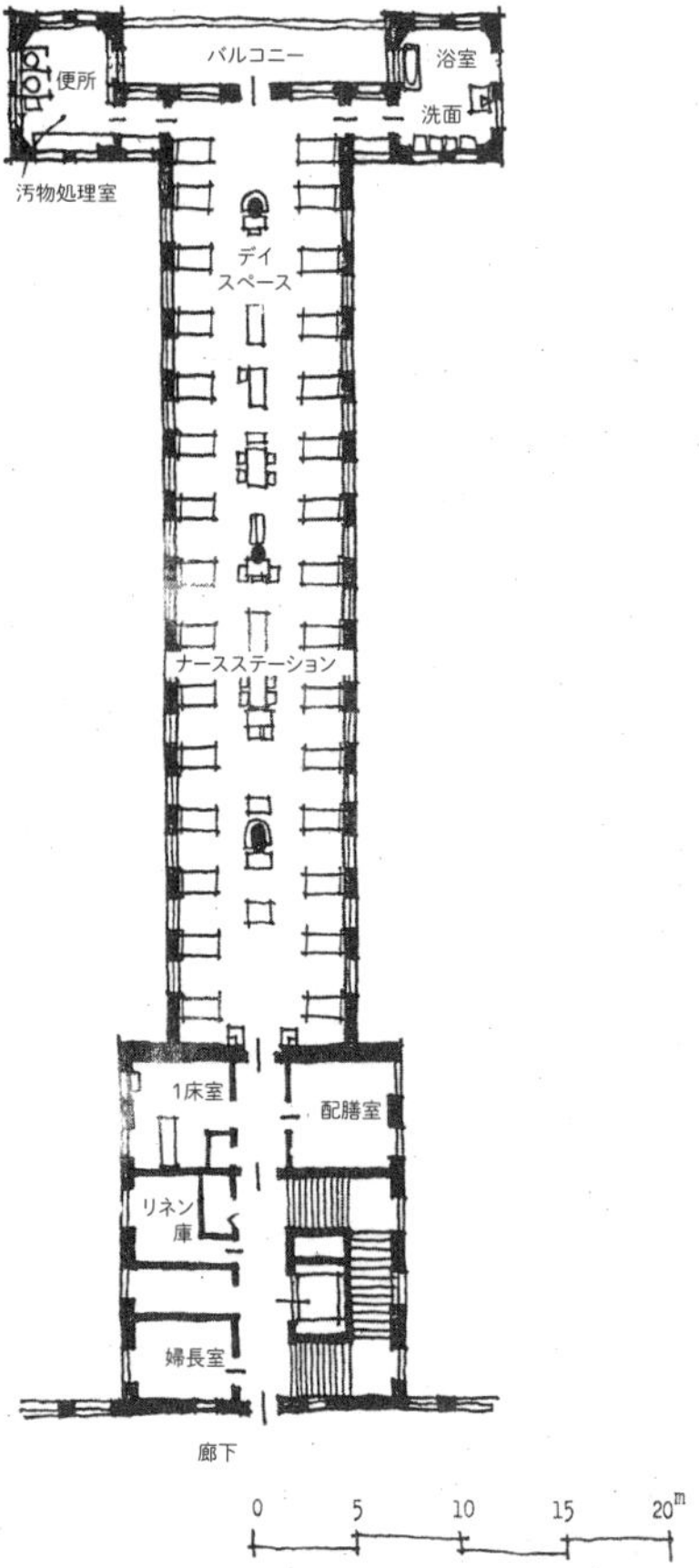

図 5 | セント・トーマス病院南病棟の内部構造

図 4 の図面中記号の説明
イ：洗面及び浴室、ロ：便所とバルコニー、
ハ：特別病室、ニ：台所、ホ：看護長室

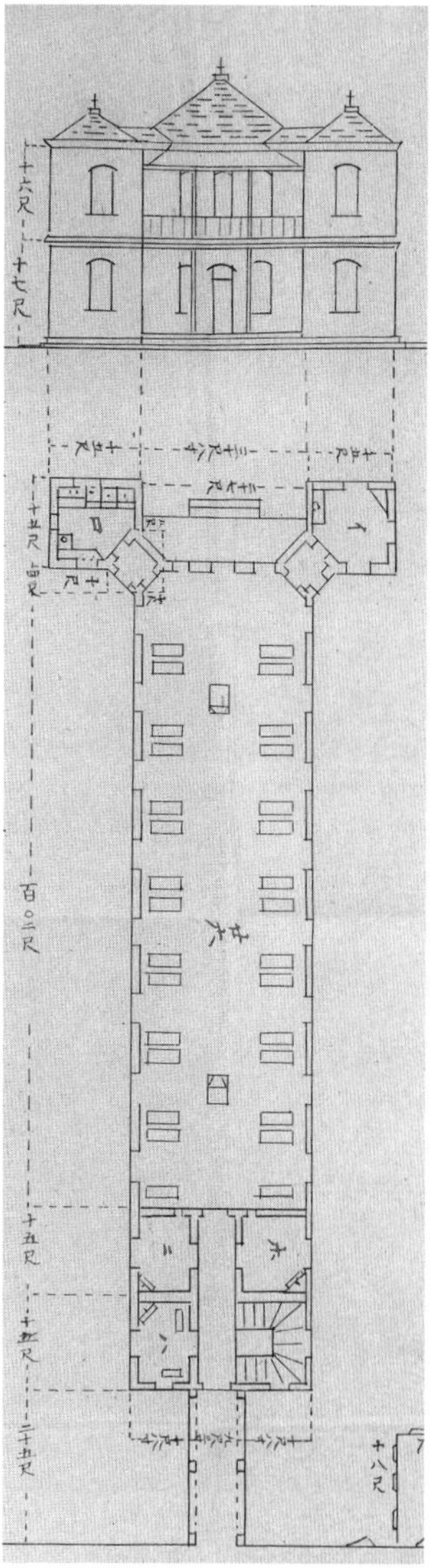

図 4 | 東京慈恵医院第一号病棟の内部構造

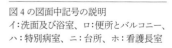

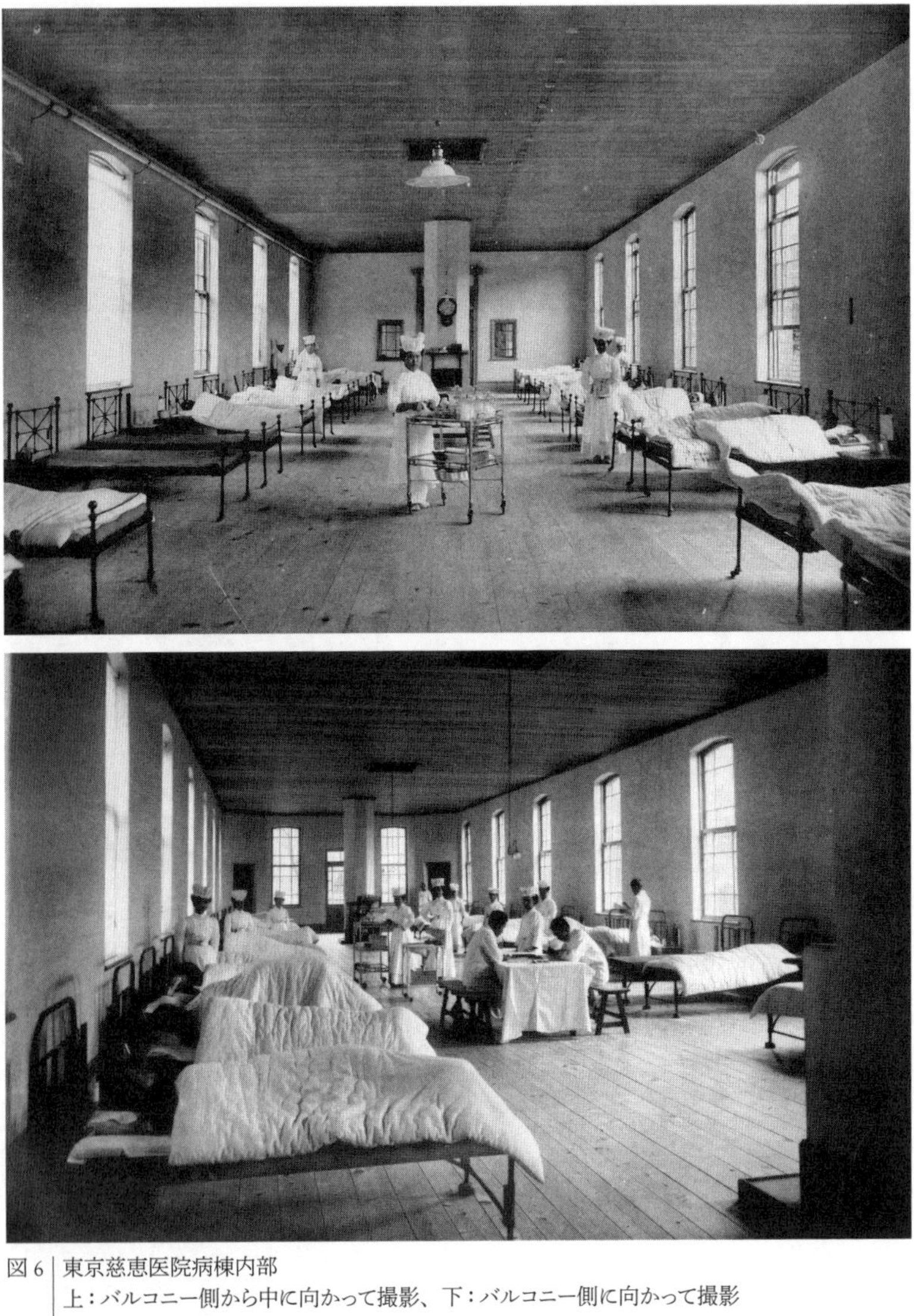

図6 東京慈恵医院病棟内部
上：バルコニー側から中に向かって撮影、下：バルコニー側に向かって撮影
（慈恵看護専門学校提供）

図面上側の入口と反対側には「イ．洗面及び浴室」「ロ．便所とバルコニー」がある。図面下側には「ハ．特別病室」「ニ．台所」「ホ．看護長室」がある。天井高は一七尺（約五メートル）である。

セント・トーマス病院南病棟の内部構造（**図5**）と比較すると、この病棟は、セント・トーマス病院のナイチンゲール病棟を模してつくられたものであることがわかる。

図6は、実際の病棟の様子である。窓一つにつきベッド二つが配置され、窓は天井近くまで開けられて、ベッド間隔も広くとられていることがわかる。

明治一八年に開設した有志共立東京病院看護婦教育所の生徒の訓練はこの病棟で行われた。ナイチンゲールの看護教育に対する考え方の一つに、「看護は実践の学問であり、学生は臨床の場で育てられるべきである」との主張があり、看護教育のためにも病棟建築を急いだ様子がうかがわれる。

有志共立東京病院看護婦教育所

日本で最初の看護教育はどのよう開始されたのであろうか。高木は、ナイチンゲール看護婦養成学校の教育をイメージしていたようである。

看護の指導者は、アメリカ長老教会宣教師で、教師として新栄女学校★6に派遣されていた

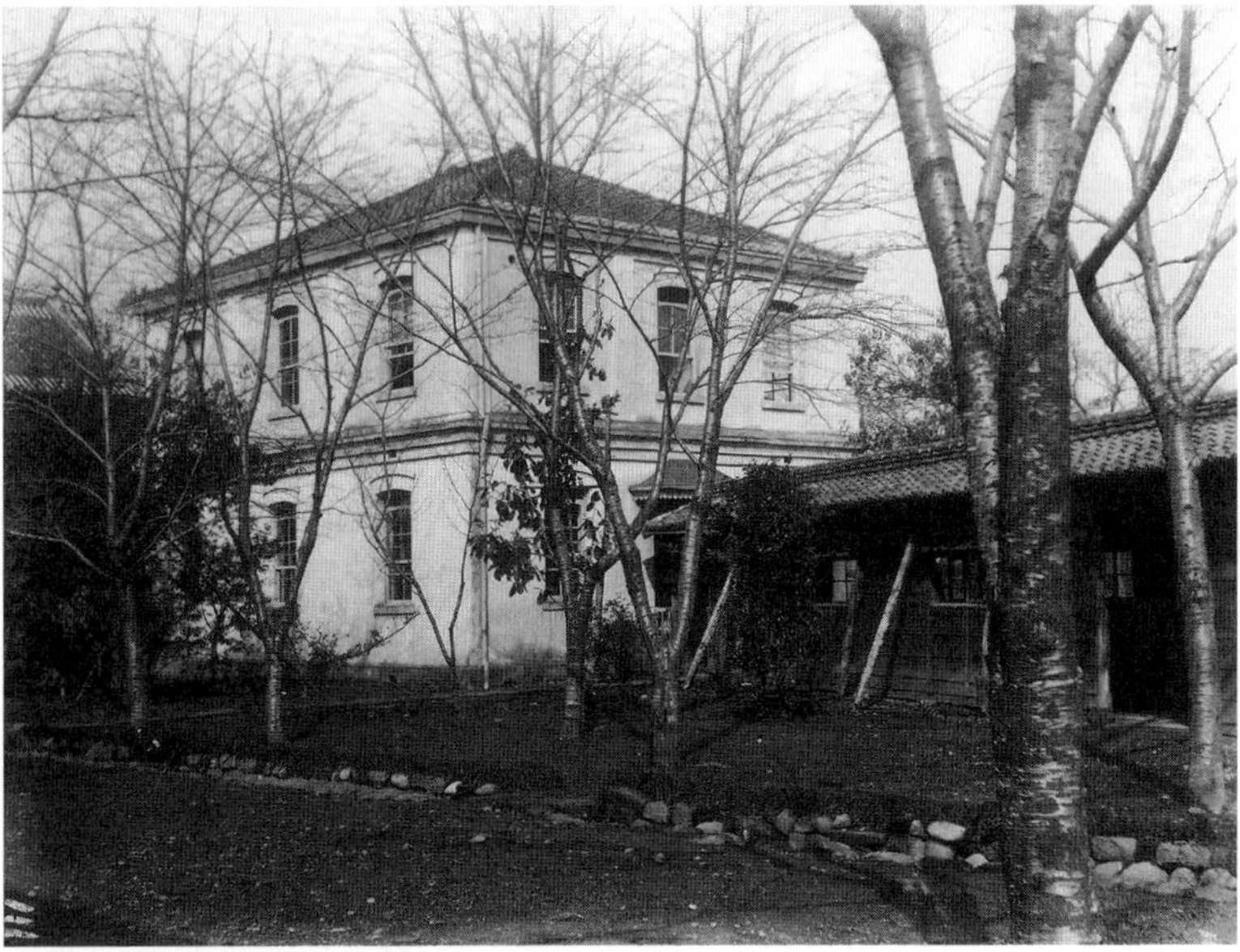

図7　有志共立東京病院看護婦教育所の建物外観
（慈恵看護専門学校提供）

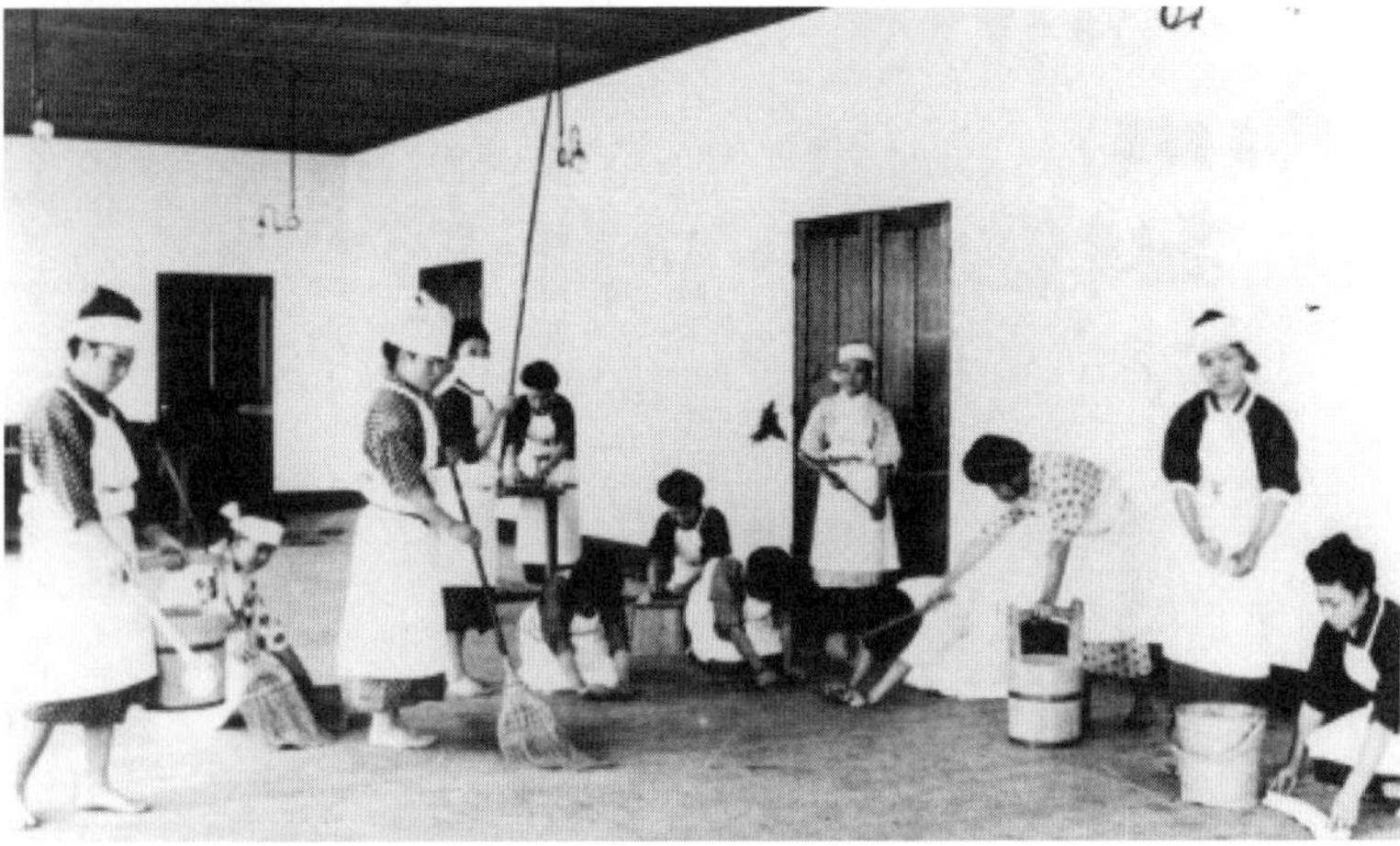

図8　教育所内での生徒の清掃の様子
（慈恵看護専門学校提供）

Mary E. Reade（以下、リード）であった。教育目的は、病院内はもとより派出看護（看護師や助産師が家庭や病院に赴き、看護サービスを提供する）に応じることができる看護婦の養成である。看護婦に必要な要素として、病人の病状をよく理解すること、看護の方法を習得すること、病人の身になって看護ができること、正しい作法を身につけ、病人の看護にあたっては謙遜、辞譲、温和であること、が掲げられている。

この教育目的を達成するために学生たちは選抜された。生徒募集は新聞広告により行い、教育システムは、入学試験を行い、見習生を採用し、病室での見習い期間二〜三か月後にまた試験をして、適性を認められた者が生徒として二年間勉強する、という方式であった。生徒は寄宿舎で生活し、教育を受けた。

看護婦教育所の建物は、明治一九年一月二〇日に落成した。建物の面積は約四五坪、二階建・レンガ造りの瀟洒な建物であった（図7）。建物の内部は洋風で、学生たちは高木の主張する健康な生活を実現するために、衣・食・住において改良が加えられ、身体の成長を考え、椅子の生活を送った（図8）。

看護婦教育所の一回生は、明治一八年一〇月から徐々に生徒見習一三名が採用された。病室での見習い三か月後に適性を認められた五名が生徒として採用された。年齢は二〇〜二六歳の人たちであった。

★6　長老派婦人伝道局が日本の女子教育のために東京・築地居留地に設立したミッションスクール。はじめはB六番女学校という名称だったが、移転後、新栄女学校と改名した。後に桜井女学校と合併し、女子学院となった。

修得科目は、「学説」と「実際」に分かれていた。「学説」は解剖、生理、看護法で、看護は『Handbook of Nursing』を訳した『東京慈恵医院看護学』上・下巻が使われた。「実際」は解剖、包帯、巴布《ぱっぷ》（粥状にした薬剤を塗った布を貼りつけて湿布をすること）で、病院の実習は前述の東京慈恵医院第一号病棟で行われた。評価は、臨時に行う小試験と卒業前に行う卒業試験があった。一回生は明治二一（一八八八）年二月一日に五名が卒業し、日本で最初の訓練を受けた「看護婦」が誕生した。

リード自身が、日本での自分の看護教育の様子について雑誌に執筆している。そこには、リードが教えている看護生徒の絵とともに、「病院には三〇人の看護婦が勤務し、彼女たちは今では看護婦と呼ばれることに誇りをもっている。病院にとても愛着をもっていて、派遣されるときは喜んで出かけ、再び喜んで戻ってきている」と書かれている。

リードは看護法を教授するのみならず、看護婦帽子、前掛けなどを寄付し、看護婦の服装を整え、職業としての看護の在り方を示した。

セント・トーマス病院で学んだ日本最初の看護婦留学生

明治二〇（一八八七）年にリードとの契約が切れることを考えた高木は、看護法を研究するために、英国のセント・トーマス病院へ留学生を送った。拝志《はいし》ヨシネ（二二歳）と那須セイ

（二二歳）の二人の看護婦生徒は、明治二〇年七月二三日に横浜港から出帆した。この留学については、明治二〇年八月五日の『医事新聞』に、「看護婦洋行の嚆矢《こうし》」として掲載された。帰国後、拝志改め林ヨシネは男室看護長兼手術室掛に、那須セイは女室看護長兼外来診察場掛として活躍し、セント・トーマス病院の看護制度を慈恵に導入することに尽力した。二人の活躍は当時の雑誌に紹介された。

明治二三（一八九〇）年七月一日発行の『女学雑誌 第二二一号』に、「慈恵医院を訪問した女学雑誌の記者を、八木まさが案内し、林（拝志）と那須とで病室を巡った。林は英国より持ち帰った写真を見せセント・トマス病院を説明してくれた。［後略］」という記事が掲載されている。

また、明治二四年三月七日発行の『女学雑誌 第二五五号』には、「慈恵医院」と題して次の記事が掲載されている。

慈恵医院――東京芝の同院は益々整頓に赴きたり、同院は貴婦人の寄附を以て設立し、専ら貧困にして、自ら治療し能わざる病人を施療する所なり、看護婦は試験の上採用す、初見習生として、数ヶ月試業し、後生徒に進む、卒業期は三年にして、毎日学理的より看護法を研究し、又直接病人に接して実地修業す、其業務の繁忙なる、毎日午前四時に湯を沸かし、小桶に入れて、病人の顔手を、一人毎に丁寧親切に洗ふ故、今日か、明日かの危篤なる病人も、其苦痛を忘れて喜び合へり、看護婦長は男女両室に各一名ありて、

三、四年間海外にありて看護法を修め、熱心なる献身的の慈善家なり、身には質朴にして粗末なる黒服を着し、常に病室を離れず、看護婦を指揮するとぞ。

ここに書かれている看護婦長は、林ヨシネと那須セイを指している。二人はセント・トーマス病院のマトロン（看護総監督）と同じように黒服をまとい、英国で学んだ病人に対する心のこもったケアを指導していた。帰国後の二人の働きは「セント・トーマス病院の看護を日本に」という高木の目的を達し、慈恵の看護の礎を築いたといえよう。

シカゴ万国博覧会の記録集記事から

一八九三（明治二六）年のシカゴ万国博覧会時に開催された「世界慈善・矯正・博愛会議」の記録集の中に、ナイチンゲールの「Sick Nursing and Health Nursing」と高木の「Tokyo Charity Hospital」の記事が同時に載っている。当時七三歳のナイチンゲールは、「Sick Nursing and Health Nursing」（病人の看護と健康を守る看護）を代読の形で発表した。

高木（当時四四歳）は、施療病院の状況を報告すると同時に、日本で最初の教育機関である有志共立東京病院看護婦教育所についても書いている。

施療病院の部分の概略は以下の通りである。

i. Organization. A hospital committee was formed in 1881, and has organized the hospital by obtaining one hundred and thirty-six subscribers, and opened it in August, 1882. The hospital is patronized by Her Majesty the Empress since the year 1886.
There is a committee consisting of ten ladies, specially appointed out of lady subscribers by Her Majesty the Empress, the president of which is the Princess Arisugawa.
ii. Hospital Finance. The hospital is kept up by the interest of the fund 120,000 yen, voluntary subscriptions, and the income of the work done by the ladies, committee, such as bazar, art exhibition, etc. ……
iii. Wards. Two wards of two stories are built with bricks according to pavilion system, ……
iv. Practically no paying patients.
v. Two small wards are provided with six beds for contagious diseases.
vi. Hospital dietaries and kitchens entirely in Japanese manner.
vii. An operating room built with wood.
viii. All washing done outside of the hospital, ……

病院の構成や財政のほかに、病棟は二階建で、病棟はパビリオン型によりレンガで造られている、患者の支払いはない、感染患者用のベッドが用意されている、病院の食事と台所は日本式である、手術室は木造である、すべての洗濯は病院の外で行われている、ことなどが書かれている。

次にTokyo Charity Hospital Training School for Nursesとあり、有志共立東京病院看護婦教育所について、「一八八五年に設立、教育年限は二年半、履修科目は基礎的な解剖学・生理学・看護学、開校から八年が経過、一二二名が入学し四七名が終了、筆記・口頭試験・実技試験の後に証明書を取得したトレインド・ナースは人々に受け入れられている」と記載されている。

これらの記述から、病院建築（施療病院）と看護教育（看護婦教育所）、いずれもナイチンゲールの影響を強く受けていることがわかる。このシカゴ万国博覧会「世界慈善・矯正・博愛会議」記録集は、ナイチンゲールの目に、そして高木の目にとまったものと考えられる。

高木が英国留学中に、当時五五～六〇歳であったナイチンゲールと会ったという記録は見当たらない。しかし、一八九〇年五月六日に佐伯理一郎[★7]がナイチンゲールに会った際に、佐伯が高木兼寛の助手をしていたことを伝えると、「高木先生のお名前は、よく聞いています」と喜ばれた、という記録がある。

★7　明治～昭和期の産婦人科医、医史学者。京都看病婦学校・京都産婆学校の校長を歴任し、看護婦・助産婦の教育に尽力した。

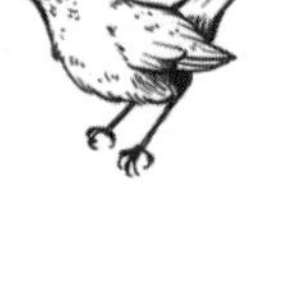

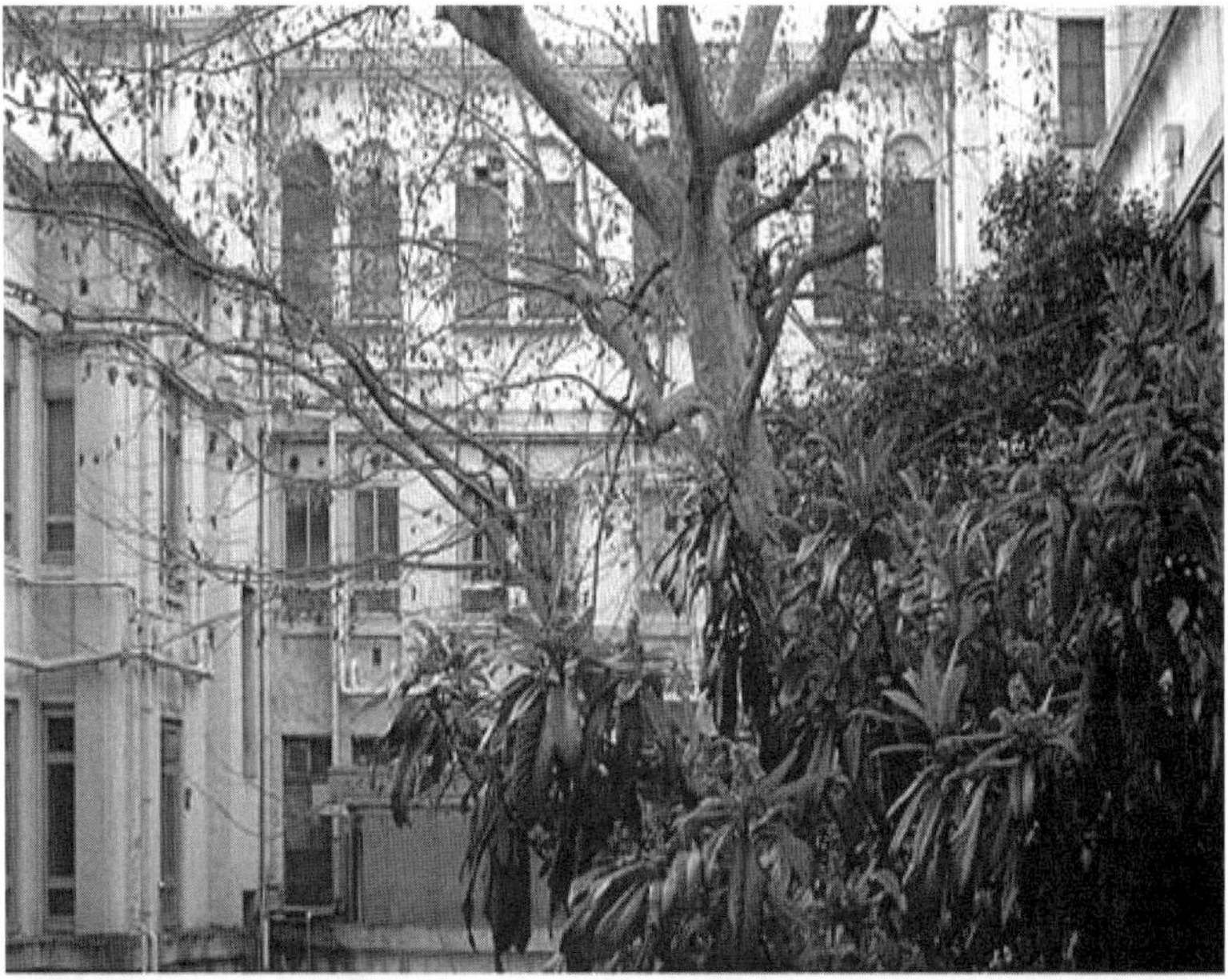

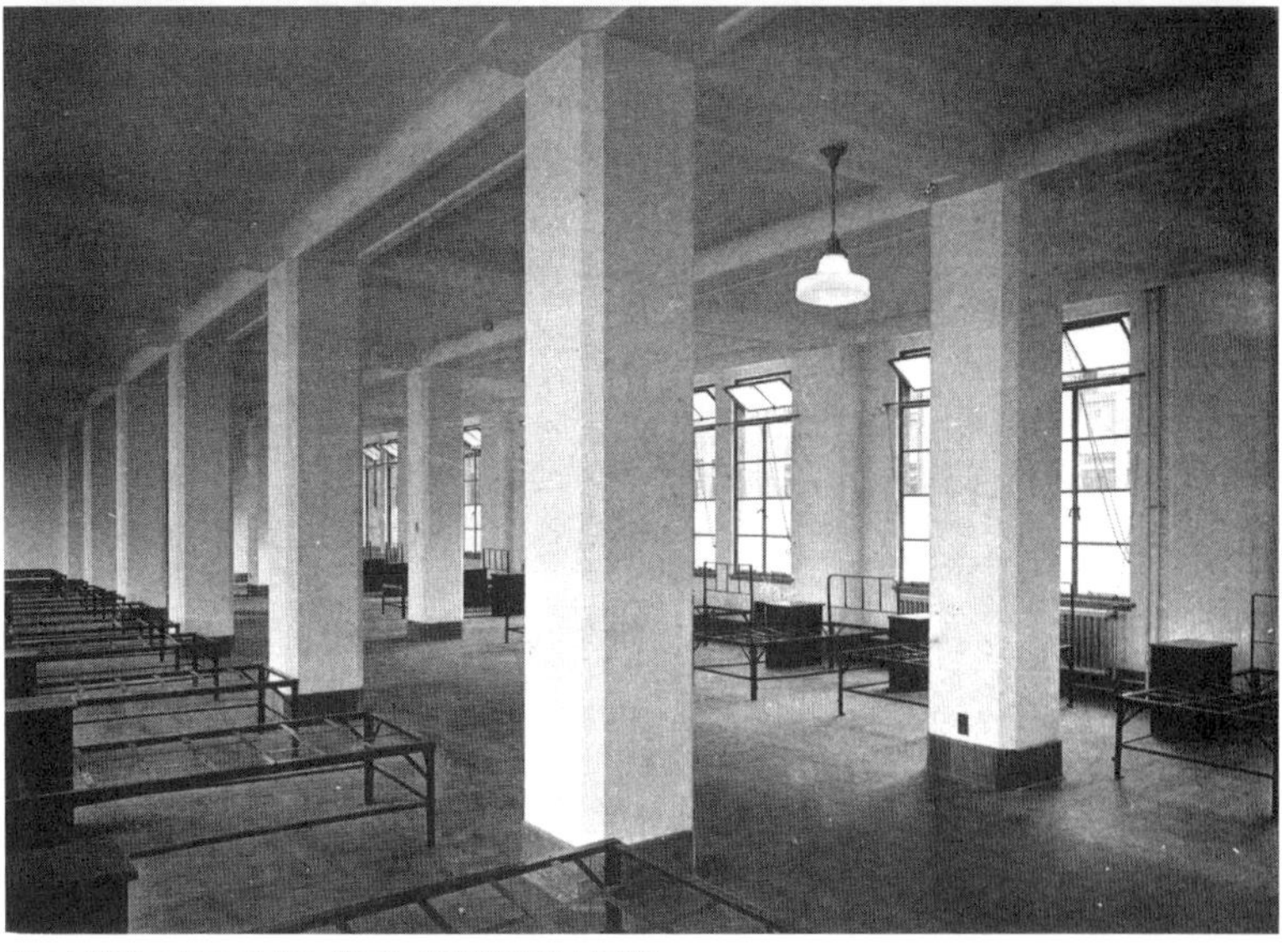

図 9 昭和 5（1930）年に竣工した東京慈恵会医院
（東京慈恵会医科大学学術情報センター史料室提供）

昭和五（一九三〇）年に竣工した東京慈恵会医院の建物の一部にある病室は、大部屋として使用されていた。耐震上であろうか柱が多く見られるが、基本はナイチンゲール病棟と類似している。この建物は時を経て、内部は改装を繰り返しながらも、慈恵の構内に現存している（**図9**）。

周囲の建物が新しくなって行く中で、ただ一棟残っているこの古びた建物の存在は、英国の医療とフローレンス・ナイチンゲールの思想、そして学祖・高木兼寛の健学の精神への回帰に人々を誘うように思える。

引用・参考文献

▼1 フローレンス・ナイチンゲール：病院覚え書．湯槇ます 監修、薄井坦子ほか 訳：ナイチンゲール著作集 第二巻、現代社、一九七四

▼2 東京慈恵医院 編：東京慈恵医院 第一号報告、一九八八

▼3 アメリカ近代看護史資料集成 復刻版（第1巻、第2巻）、Edition Synapse, 二〇一〇

▼4 慈恵看護教育130年史編集委員会 編：慈恵看護教育130年史、学校法人 慈恵大学、二〇一六

〈日本のナイチンゲール病棟2〉

ナイチンゲール病棟の面影

——倉敷中央病院 第一病舎

辻野 純徳

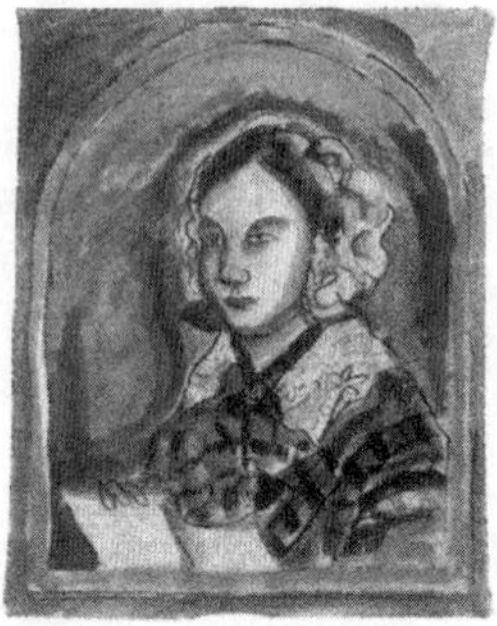

倉敷中央病院のステンドグラス
「ナイチンゲール」の下絵
デザインは人間国宝の染色家
芹沢銈介氏
（筆者蔵）

辻野 純徳 つじの・よしのり

一九五七年、大阪大学工学部卒。株式会社藤木工務店、倉敷レイヨン株式会社、倉敷建築研究所（現・浦辺設計）を経て、有限会社ユー・アール設計を設立、現在同社相談役。

一九七〇～一九七七年および一九八一～一九八六年大阪大学工学部非常勤講師、一九七六～一九八一年神奈川県立看護大学校看護管理コース非常勤講師（看護は前田マスヨ氏に師事）。

設計担当に倉敷中央病院、武蔵野赤十字病院、浅香山病院、北九州市立医療センターなど。

本家英国をはじめ、ヨーロッパで一世風靡した「ナイチンゲール病棟」。日本ではどのように受け入れられたのだろうか？ 病院建築の専門家は「日本には厳密な意味でのナイチンゲール病棟は一部を除き、ほとんど存在しなかった」という。その数少ない例が倉敷中央病院（岡山県）である。一九二三年の病院設立以来、ナイチンゲール病棟形式だった第一病舎はたびたび用途変更され、そのつど改修されてきたが、今もなお設立当初の面影をうかがうことができる。

倉紡中央病院は一九二三（大正一二）年六月二日、翌年竣工の第八病舎（隔離）と第四～第七病舎を残して開院した（一九三四年に財団法人倉敷中央病院と改組）。設立者の大原孫三郎[★1]はその動機について、次のように語っている。

「（一紡績）會社が、病院を造つて而《し》かも是を一般世間に公開すると云ふのは、餘りに出過ぎた事のようにも考へられますが」、一万人近い従業員とその家族の健康を保証すること

★1 実業家、社会事業家。一八八〇（明治一三）年、岡山県生まれ。東京専門学校（後の早稲田大学）卒業後、父の後を継ぎ倉敷紡績（クラボウ）の社長に就任。職工の優遇や教育、厚生施設の充実に力を注いだ。石井十次と交り、さらにキリスト教的理想主義から社会事業に尽力し、私財を投じて大原社会問題研究所、倉敷労働科学研究所、大原農業研究所を創設。また大原美術館（倉敷）を設立したことでも有名。一九四三（昭和一八）年没。

とは勿論、一般世間の人々の健康を保護することが望ましい。また第二に、「先年當地方に流行性感冒（大正初期のスペイン風邪）の非常に流行つた時、〔中略〕労働者の人々の家庭にあつては、醫師の手が達かずして、生きて居る内に治療を受くる能はず、所謂《いわゆる》死後診断と云ふ悲惨な状態であつたのが少くなかつたのを見聞」し、実費診療所[★2]にするつもりが各方面（県医師会）の反対で普通病院（総合病院）となったために、「設備其他が一層完全になつた事は當病院の爲めには或は幸福であつた。[▼1]」

（ ）内は筆者註

大原は、京都帝国大学（現 京都大学）総長の荒木寅三郎[★3]と同大学医学部教授の島薗順次郎[★4]に諮り、「日本には慈善病院・研究病院は立派なものがあるが、理想的な診療本位の病院がないから、その代表的なものを造ること」の提案を受けた。[▼2] また、院長として津市立病院長の辻緑の推薦を受け、一九一九（大正八）年に倉敷紡績株式会社（以下、倉紡）に入社させ、続いて産婦人科の徳岡 英、外科の波多腰正雄が加わり、倉紡建築課と共に病院計画の調査研究に当たらせた。その結果、病院の根本理念は「近江八幡のヴォーリズ経営の結核病院」[▼3]（近江療養院[★5]）、施設は当時最新の「慶應病院」[▼4・5]を参考にしたという。

設計は倉紡建築課の隅田京太郎で、大原が自ら指図し、一九二一（大正一〇）年一〇月におおよその平面計画が決定した。翌年三月、出向から戻った武内潔眞《きよみ》[★6]（電気技師）が建設兼動力課長に就任。五月の着工後も修正検討を続けた。当時の設計図に記載のない各棟入口のレンガ造防火壁や、武内の日記に検討経緯が残る当時の最新設備が残されていたことなどが、それを物語る。

開院当時の状況を伝える倉敷時報[1]や中国民報[6]には、病院の運用方針として以下のことが記されている。

一 「病人を本体とし治療を本位」

二 医師の優秀さと共に、患者の立場から「醫師の助手ではなくて患者の爲の眞の看護婦」

★2 医師の加藤時次郎や実業家の鈴木梅四郎が中心となって設立した医療機関。低廉な「実費」で医療を提供することにより、「施療」ではなく、患者が自費で堂々と医療を受けられることを趣旨としていた（120ページも参照）。

★3 生化学者。日本における医化学の先駆で、生体内乳酸生成などの研究で知られる。一八六六（慶応二）年、群馬県生まれ。東京帝国大学（現 東京大学）卒業後、ドイツ・ストラスブール大学に留学。帰国後、京都帝国大学（現 京都大学）医科大学教授・京大総長、学習院院長、枢密顧問官を歴任。一九四二（昭和一七）年没。

★4 内科学者。脚気の原因がビタミンB1欠乏によることを解明し、食事による予防法を打ち出す。一八七七（明治一〇）年、和歌山県に生まれ、幼くして島薗家の養子となる。東京帝国大学（現 東京大学）医科大学を卒業後、ドイツに留学。岡山医学専門学校、京大教授を経て、東大教授、東大病院長を歴任。一九二六（大正一五）年、帝国学士院賞受賞。一九三七（昭和一二）年没。

★5 近江サナトリウムともいう。一九一八（大正七）年開院。日本初の私立結核療養所。ヴォーリズ（87ページ★9参照）のクリスチャン精神に基づきつくられた。大きな窓から明るく陽が差し、風がそよぎ、日光浴室なども設けられ、その奉仕的医療・看護とともに、当時疎外されていた結核患者の肉体と精神を救い続けた。現在はヴォーリズ記念病院と名を変えてヴォーリズの想いを受け継ぎ、医療活動の幅を広げ続けている。[7]

★6 美術評論家。一八八八（明治二一）年生まれ、愛媛県宇和島出身。大原奨学生。東京帝国大学（現 東京大学）卒業後、倉敷紡績に入社。建設兼動力課長。一年あまりの欧州視察の後、玉島工場長。初代大原美術館長。倉敷への民藝運動の窓口役。一九八一（昭和五六）年没。

を目指す

三　病院内の弊害たる心付け遣り物を厳禁し、患者に一切の「冗費は使はせぬこと」（実費診療は断念したが、診療費は医師会の規定に従い、入院費は実費またはそれ以下）

四　医療に上下はなく、病室に「等級は作らず凡《すべ》て一階級」（病気の種類により独室すなわち個室を使用する）

全体配置計画

診療部門と病棟部門とがそれぞれの玄関をもち、各玄関から北に幹線廊下が伸び、幹線廊下から東西に診療部門や病棟が翼状に枝分かれするパビリオン型の倉敷中央病院（**図1・2**）の平面計画は、[★7]当時の病院では外来各科の診療部門を経て病棟につながるのが常であった中、画期的であり、最新の設備を誇った慶應義塾大学医学部附属病院[▼8]（一九一八年、設計：曽禰《そね》中條《ちゅうじょう》建築事務所、**図3**）と同じで、手術室の平面形は瓜二つである。事務部門も入る病棟部門玄関の平面形と外観（**図4**）は、近江療養院（**図5**）そのものである。

病棟は、平屋建の第一～第三病舎が連なる幹線廊下の延長線上に、二階建の第四～第七病舎が片廊下または中廊下をもってつながる。その東に別棟二階建の第八病舎（隔離）が建つ。整備された設備をもつ炊事室と洗濯場は幹線廊下の西側に中央化されている。

病棟型とナイチンゲール病棟

ナイチンゲール病棟の原則を、①十分な通風を得る空間と十分な日照のための両側採光窓、②看護単位の形成、③大部屋、とするならば、[9]第一病舎と第三病舎がそれにあてはまる。第二病舎は個室四室と一六床の大部屋一室が北に廊下をもつ片側採光である（図6〜8）。

現在残る第一病舎は、入口に看護婦室、患者物置（ロッカー室）と配膳室をもち、病室を通り抜けた東端に休養室（デイルーム）、洗面所と便所がある。病室は開放できる型ガラス戸で三室八床ごとに区画されている。南外壁面から一・五メートル内側に控えて柱列が立ち並び、ベッドはそれより内側に配置され、北側のベッドも床頭台を隔てて外壁面より内側に配置される。南面の窓は、上下に換気用の回転窓つきの全面引き違い窓、北面の窓も回転窓つきだが、気密性の少しよい上げ下げ単独窓が四床に五か所つく。

クリミアよりも緯度が一〇度南にあたる倉敷で、ナイチンゲール病棟の南北軸が東西軸に変えられ、冷房設備のない当時に夏の日射を避けた配置は「家の作りやうは、夏をむねとすべし」の知恵であろう。床高は地盤面から〇・九メートル、外壁面床下に約三メートルごとに外側から開閉でき、気密性が高い〇・六メートル角の鉄製換気口（後掲図11）が設けられてい

★7　本稿の最終ページにとじ込みの平面図も参照いただきたい。

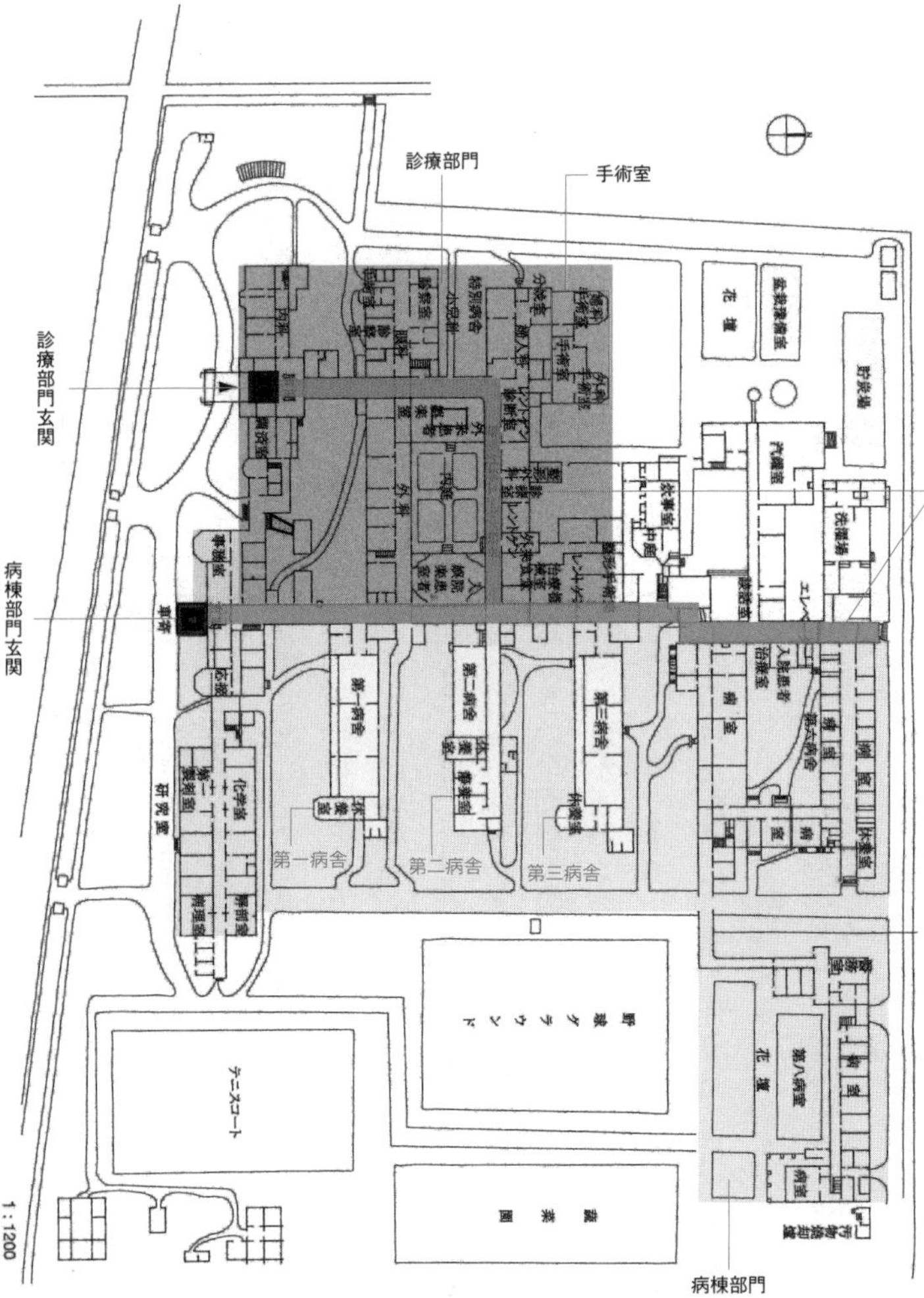

図 1 | 倉敷中央病院部門配置図（創立時）

以下、各図面の詳細は日本看護協会出版会 WEB サイト［教養と看護］内の記事、「ナイチンゲール病棟の面影―倉敷中央病院 第一病舎」（http://jnapcdc.com/LA/kurashiki/）をご覧ください。

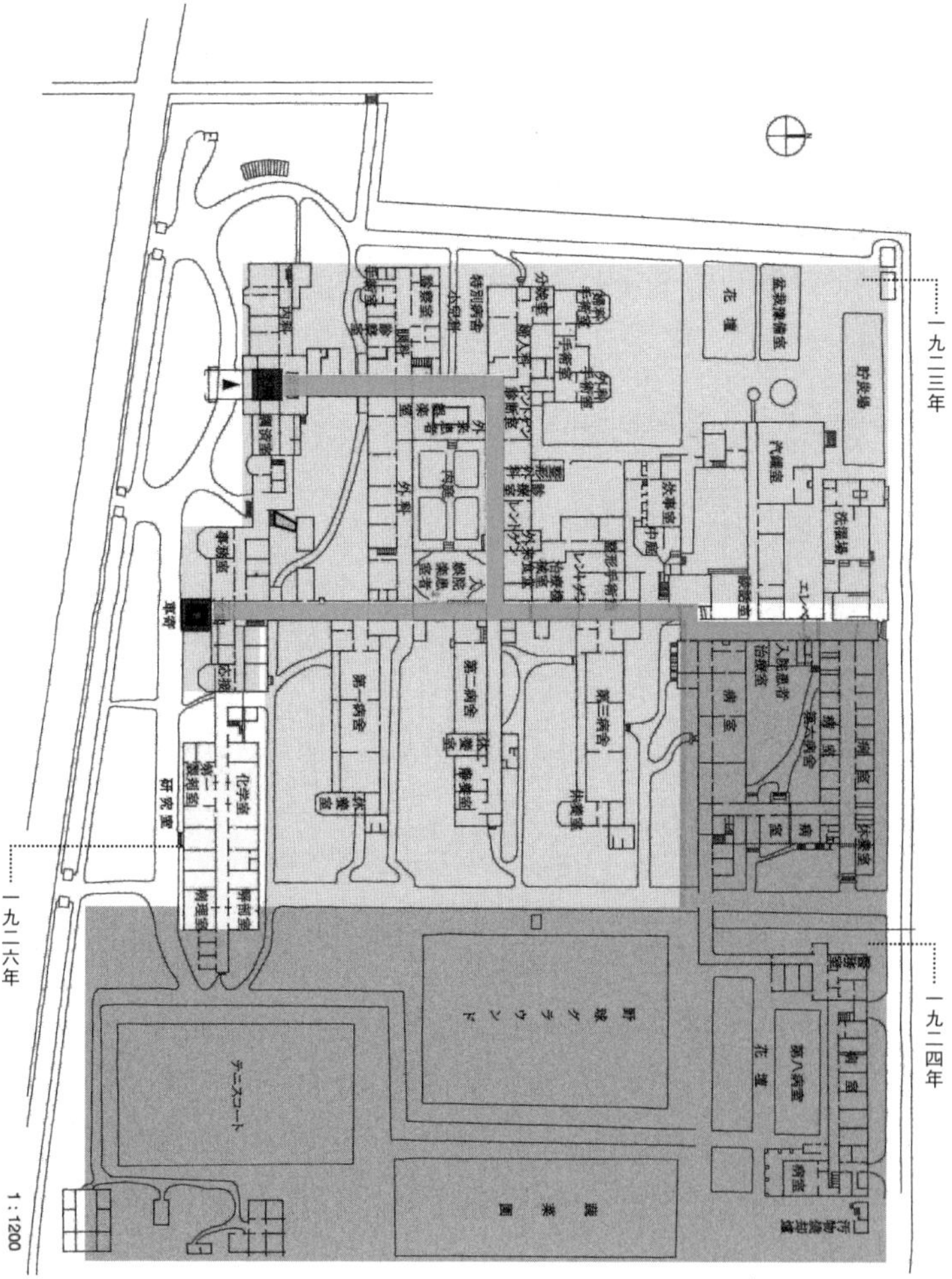

図2｜倉敷中央病院の竣工時期（創立時）

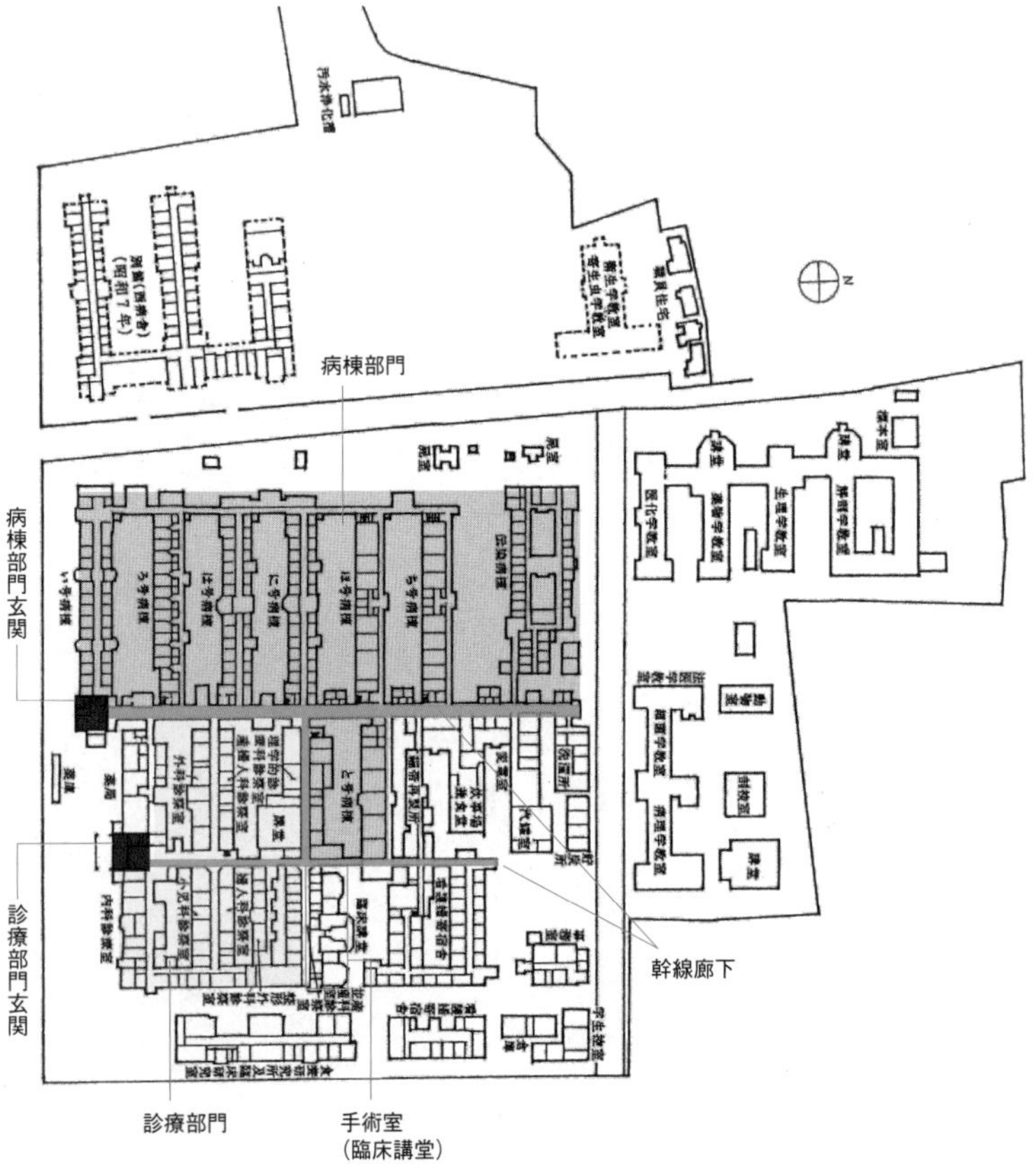

図 3 慶應義塾大学医学部附属病院配置図
(新谷肇一：近代日本の病院建築に関する計画史的研究, 博士論文 (九州大学), p.172, 1988 に加筆)

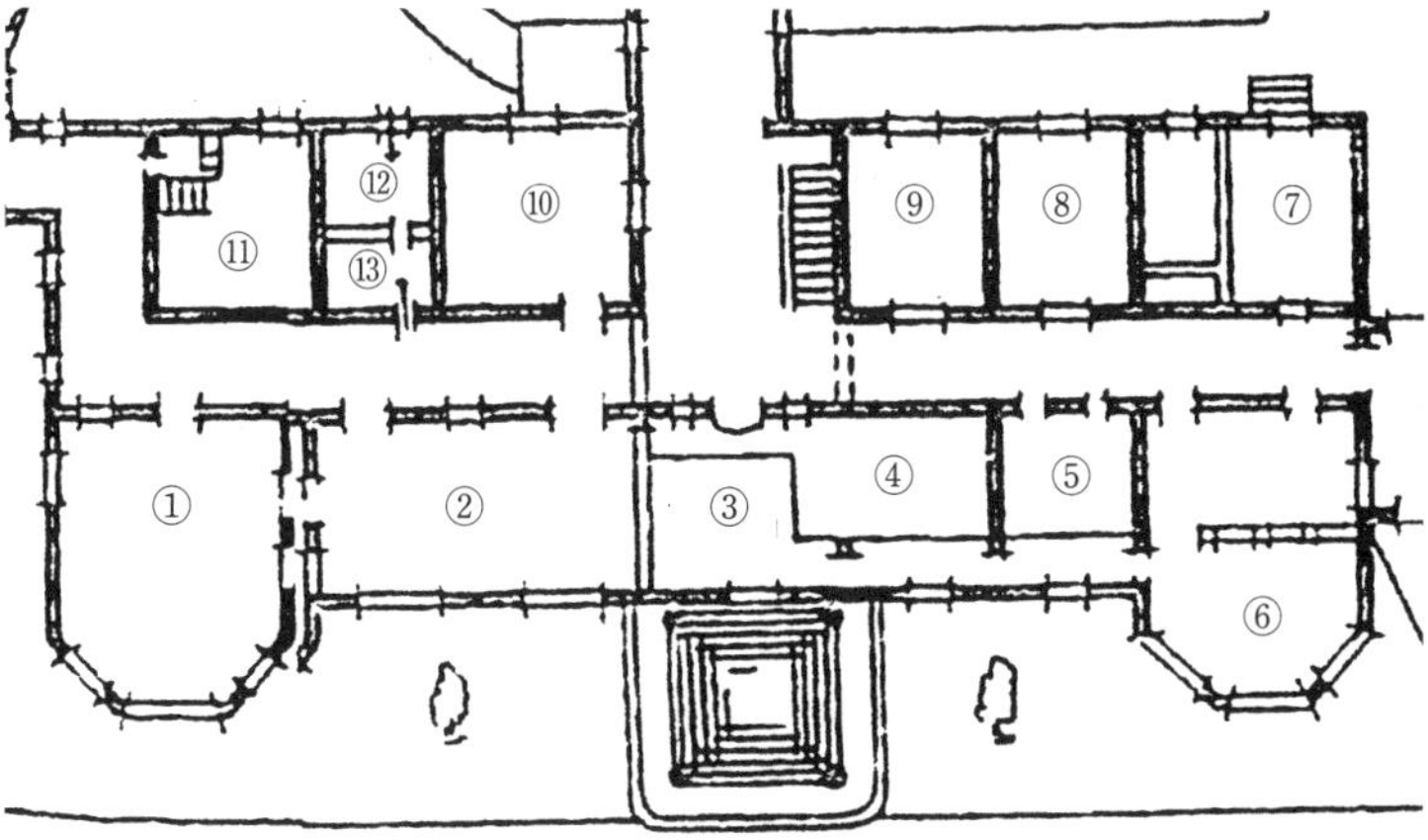

①薬局員和室、②事務室、③玄関、④入院患者下足、⑤職員下足、⑥応接室、⑦小便室、⑧雑夫室、⑨更衣室、⑩病舎係室、⑪薬庫、⑫事務員宿直室、⑬電話交換室

図 4 | 倉敷中央病院玄関部

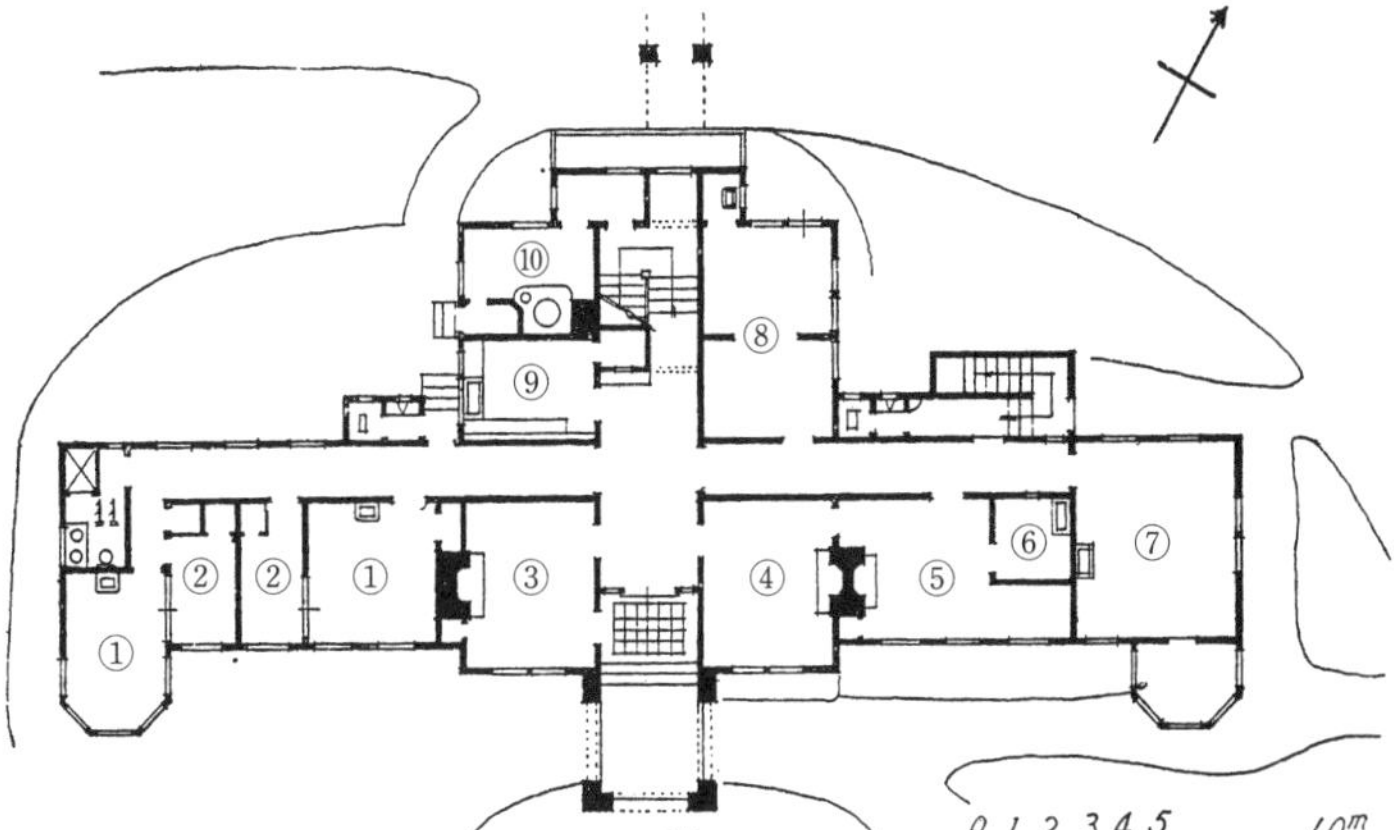

①特別病室、②看護婦室、③事務室、④待合室、⑤レントゲン室、⑥暗室、⑦診察室、⑧手術室、⑨薬局、⑩浴室

図 5 | 近江療養院 1 階平面図
(高橋豊太郎ほか：高等建築学，第 15 巻 建築計画 3 ホテル・病院・サナトリウム，常盤書房，1933)

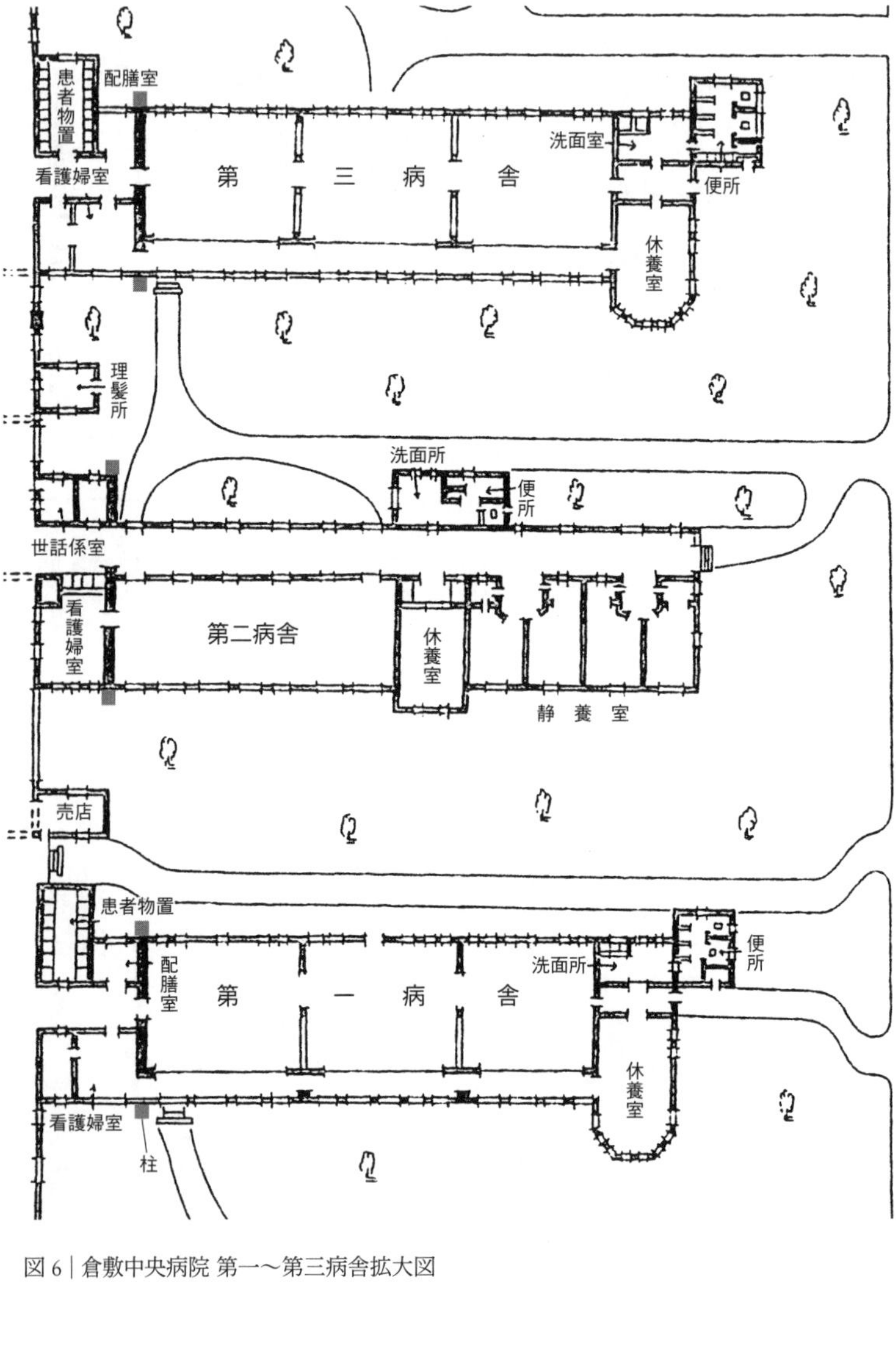

図 6 | 倉敷中央病院 第一〜第三病舎拡大図

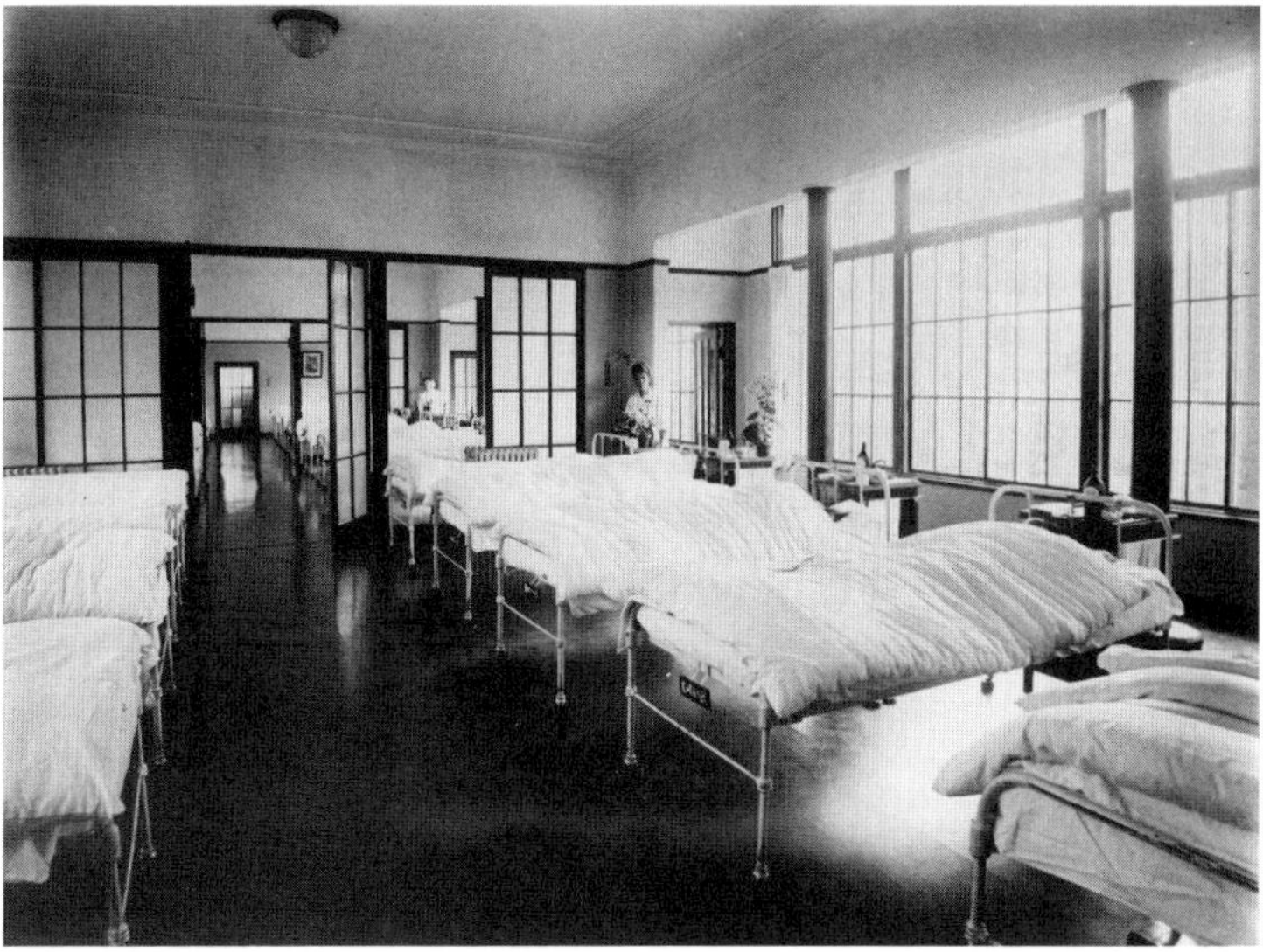

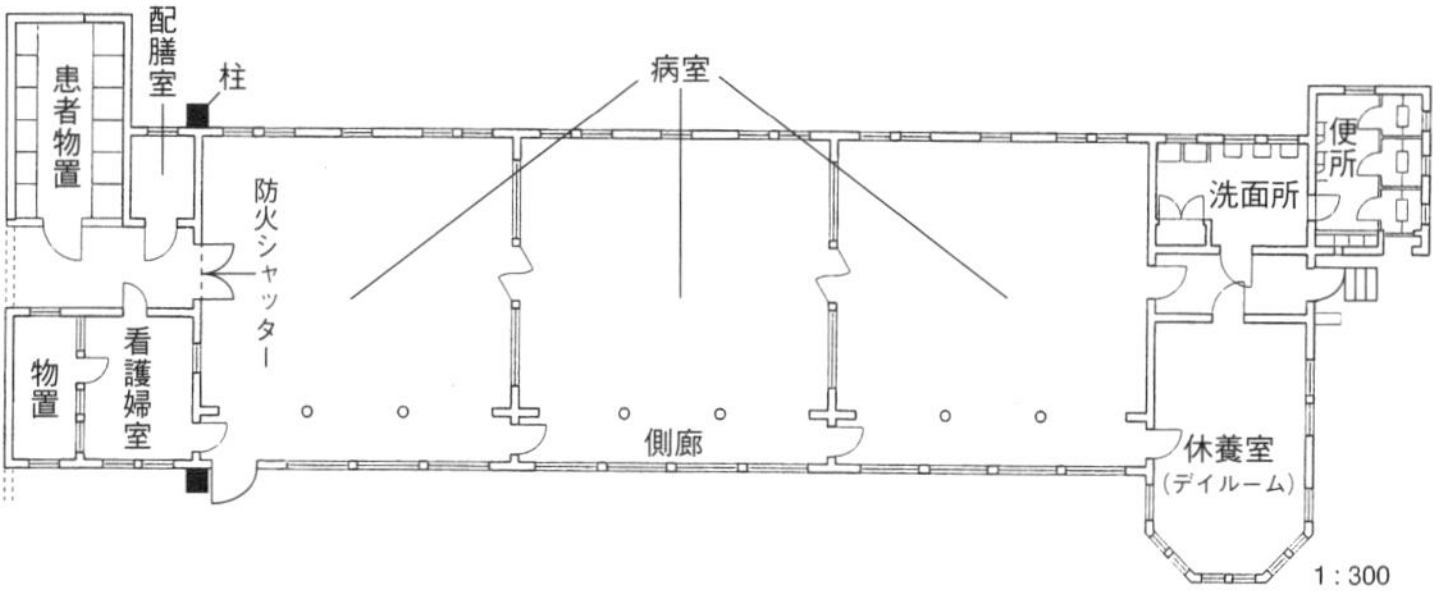

上：病室の様子、下：平面図

図7｜倉敷中央病院第一病舎（創立時）
（写真提供：クラボウ）

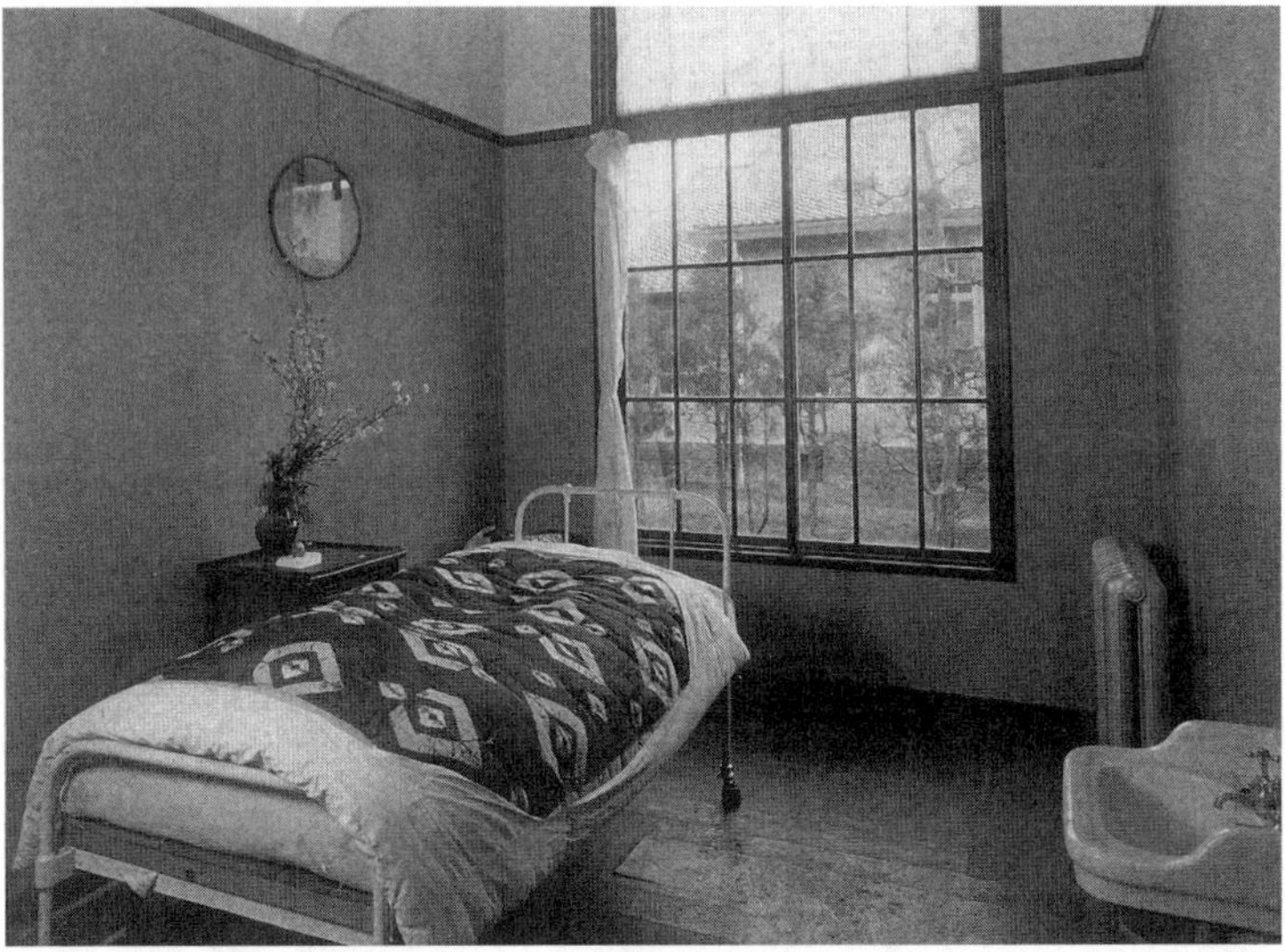

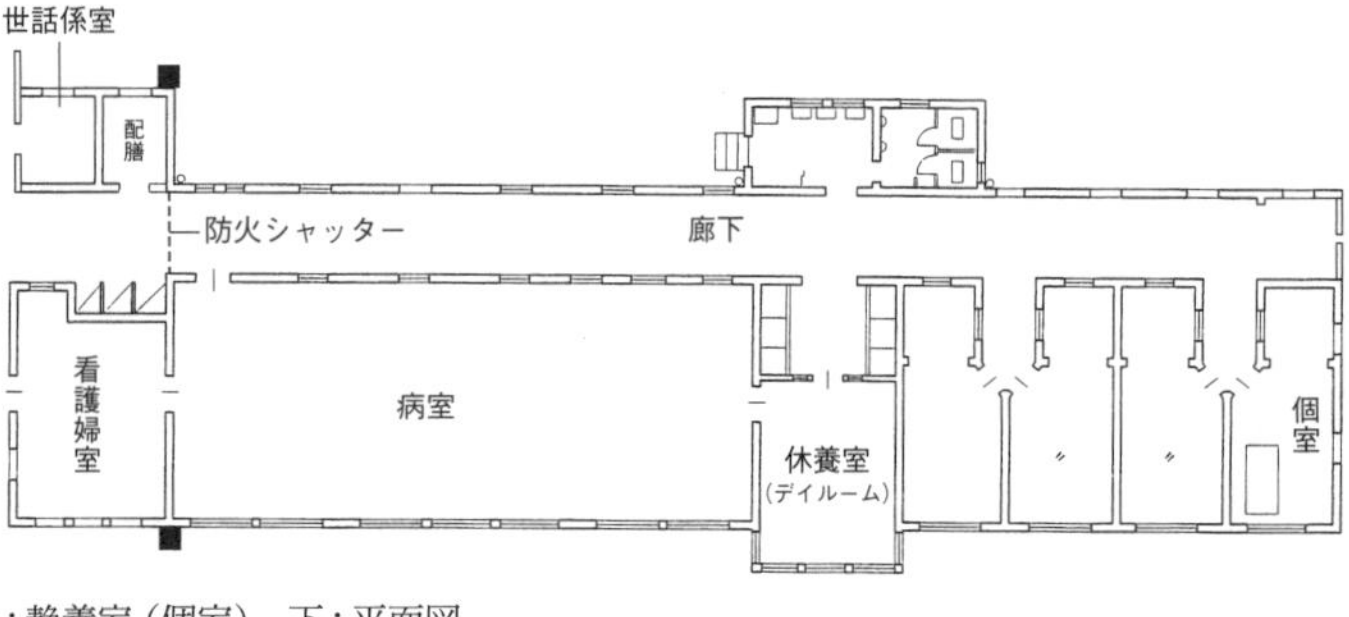

上：静養室（個室）、下：平面図

図 8｜倉敷中央病院 第二病舎

る。夏は開放して床下通風を、冬は閉鎖し、病室等のラジエーター（中央式暖房放熱器）に加えて、木造床下の蒸気還り管に保温材を巻かずに放熱させ、床暖房としている。これは、紡績工場の知恵であろう。洗面所と便所は、床は鉄筋コンクリート造、水洗式でしかも暖房つき。当時、公立で最新だった大阪市立刀根山病院でも暖房は重症患者の病室にしかなかったが、近江療養院には全病床に中央式暖房装置があったという報告[▼10]の上をいく。驚きである。

八床を三室つないだ両側採光の病棟形態は、参考にされたという慶應病院にも、近江療養院にも見当たらない。当時の病棟形式を記した持ち合わせの資料[▼8・11]にも類似する平面形は見つからない。両側採光八床三室がつながる平面形は「明治三七、三八年戦役広島豫備病院建築図竝改正意見図」の「伝染病院軽症室平面図〔モデルプラン〕」[▼8]にあるが、看護室が病室数棟をまとめた大病棟を受け持つものとなっており、二四床の小看護単位を形成していない。また、医師が派遣された京都帝国大学病院に両側採光が見出せるのは、一九三四（昭和九）年以降である[▼8]。

ヴォーリズと大原孫三郎

大原孫三郎は、孤児を預かったことから神の啓示を受け、医書を焼き捨て無制限の孤児救済活動に入った石井十次[★8]を一八九九（明治三二）年に知り、親交を深める。一九〇二（明治三五）年、「余がこの資産を与へられたのは、余の為にあらず、世界の為である。余は其の世界に与へられた金を以て、神の御心に拠り働くものである」と日記に記し[12]、石井の事業を助け、祈れば生まれるという資金不足の穴埋めを常とした。

家族寮として家庭のように孤児を育て、満腹主義、独立のための教育などを行った岡山孤児院に対し、大原もまた紡績工場の飯場的雇用形態を改め、教育のための学校や家族的分散寄宿舎を設ける。共にキリスト者としての想いなのか、近江療養院を建てたウィリアム・メレル・ヴォーリズ[9]の理念、すなわち愛の奉仕と実費計算主義や、病室や食事に格差をつけず全患者平等とするなど[10]、ヴォーリズと大原には共通する部分が少なくない。

「ナイチンゲール病院の原理」との対照

長澤 泰による「ナイチンゲール病院の原理」[13]（17ページ参照）の主要な項目について、第一および第三病舎との対照を**表1**に記す。両者は施設面では見劣りしない。ただ、第一および第三病舎で二四床を開放できる型ガラス戸で区画したのは、ナイチンゲール病棟がＩＣＵ的急性期病室であったのに対し、本院では入院は治療を必要とする期間に限っており[1]、男女のプライバシーを必要としたためであろう。

第一病舎の外来診療部への転用

第二代理事長の大原總一郎《そう》★10は、一九三七（昭和一二）年頃から始まる徴兵や動員のため医師や看護婦不足が続き戦後も病院の低迷する中、一九六二（昭和三七）年、京都大学医学部教授だった青柳安誠を顧問に招き、倉敷レイヨンから鷹取保三郎を事務長に据えて再建の道を探った。翌年の病院創立四〇周年には「面目を一新して一〇年後に再会したい」と宣言する。

★8 キリスト教慈善事業家。孤児院の創始者。一八六五（慶応元）年、宮崎県生まれ。小学校教師を経て医学校に入学したが、岡山教会で受洗後、医学書を焼き捨て退学し、日本孤児教育会（岡山孤児院）を創設した。大原孫三郎の援助を受け、岡山孤児院尋常高等小学校を創設。キリスト教信仰を基盤に、勤勉・貯蓄・自活の精神を尊重した。一九一四（大正三）年没。

★9 キリスト教伝道者、社会事業家、建築家。一八八〇年、米国カンザス州生まれ。キリスト教伝道のため来日し、滋賀県近江八幡の滋賀県立商業学校（現 滋賀県立八幡商業高等学校）の英語教師として赴任したが、放課後の聖書研究会活動が原因で二年後に解任された。一九〇八（明治四一）年に建築設計事務所を設立し、教会、学校（関西学院、神戸女学院等）、邸宅など様々な建物を手がけた。近江基督教慈善教化財団近江ミッション（後の近江兄弟社）は建築以外にも学校や病院の経営、薬品販売などキリスト教精神に基づいた社会事業を展開した。一九四一（昭和一六）年に日本に帰化。一九六四（昭和三九）年没。

★10 大原孫三郎の長男。一九〇九（明治四二）年生まれ。東京帝国大学（現 東京大学）卒業後、父の経営する倉敷絹織（現 クラレ）に入社、後に社長となる。ビニロンの工業化に成功し、経営者として評価を高めた一方、大原農業研究所、大原社会問題研究所、倉敷中央病院、大原美術館などの事業を発展させた。一九六四（昭和三九）年、国民生活審議会会長に就任し、企業の社会的責任を強調、公害問題に対して発生者責任の原則を提唱した。一九六八（昭和四三）年没。

表1|「ナイチンゲール病院の原理」と倉敷中央病院の第一および第三病舎との対照

	「ナイチンゲール病院の原理」[13]	倉敷中央病院の第一および第三病舎
隣棟間隔	最下階の病棟床からの高さの2倍以上	1階床面から棟までの高さの2倍、軒までの高さの3.5倍
病床数	病棟当たり20〜32床	24床 開院時の倉敷時報[1]や中国民報[6]には「8床〈3室〉」と記載。しかし1年半後の中国民報(大正14年2月17日)には「満床で入院待ちが続いた」とある。1928(昭和3)年の本院の病院年報には大正12年83床とあり、逆算すると10床3室の30床として運用されたと思われる
所要室	病室、師長室、配膳室、浴室、便所、洗面所	左記のうち、浴室のみ中央化され病舎外
病室構成	個室と大病室	大病室のみで、個室は第一と第三病舎の間の第二病舎に集約
大病室の面積	ベッド当たり最小100平方フィート($9m^2$) 気積※では1,500立方フィート($40.5m^3$)	ベッド当たり$10m^2$ 気積$37m^3$
ベッド間隔	窓と窓の間に2台のベッドを置く場合は最低3フィート(0.9m)は空ける(芯々で1.8m以上)。ベッド間に窓がくる場合には窓幅以上(芯々で2.3m以上)	2.27m(ベッド頭側の壁面長さ÷ベッド数) *セント・トーマス病院南病棟ではベッド頭側の壁面長さ÷ベッド数=2.4m)
ベッド足許間の距離	11〜12フィート(3.3〜3.6m)	3.2m(南の空間を除く)
窓寸法	幅員4フィート8インチ(1.4m)、床から2〜3フィート(0.6〜0.9m)、そして天井から1フィート(0.3m)以下	南側は1床当たり幅1.8mの4連窓、北側は幅0.9mの単窓が4床に5つ、床から窓台まで0.6m、天井から窓上端までの下がり0.45m

※室内の空気の総量。気積=床面積×(平均の)天井の高さ

戦後の結核の蔓延により、従業員のための倉紡結核病棟が病院北隣に、クラレ結核病棟が第八病舎（隔離）の南に建ち、倉敷中央病院が運営を委託されていた。その後、結核患者の減少と公営の療養所の整備のため空床となったこれら病棟をもらい受け、一般病床に転用増床した。さらに病棟を増築し、それに伴い診療科の増設と検査部門等の中央化が進められた。診療部に最も近い第一病舎も、東に診療室など二室、北に廊下を増築して整形外科と産婦人科の外来となった（図9A）。

診療部から運動療法室への転身

「面目一新」の病院近代化は、倉紡結核病棟跡に病棟、手術部、サービス部門の第二～第七病舎とサービス部門跡に中央診療部と外来診療部の建設を終え、一九八一（昭和五六）年、それぞれに移転する。診察室のために設けられた間仕切りを徹去し、元の広い、天井の高い明るい空間や、転倒に優しい木軸床などを供えた第一病舎は、運動療法に最適と考えられ転身し、再び生き生きとした空間を取り戻した（図9B・10・11）。

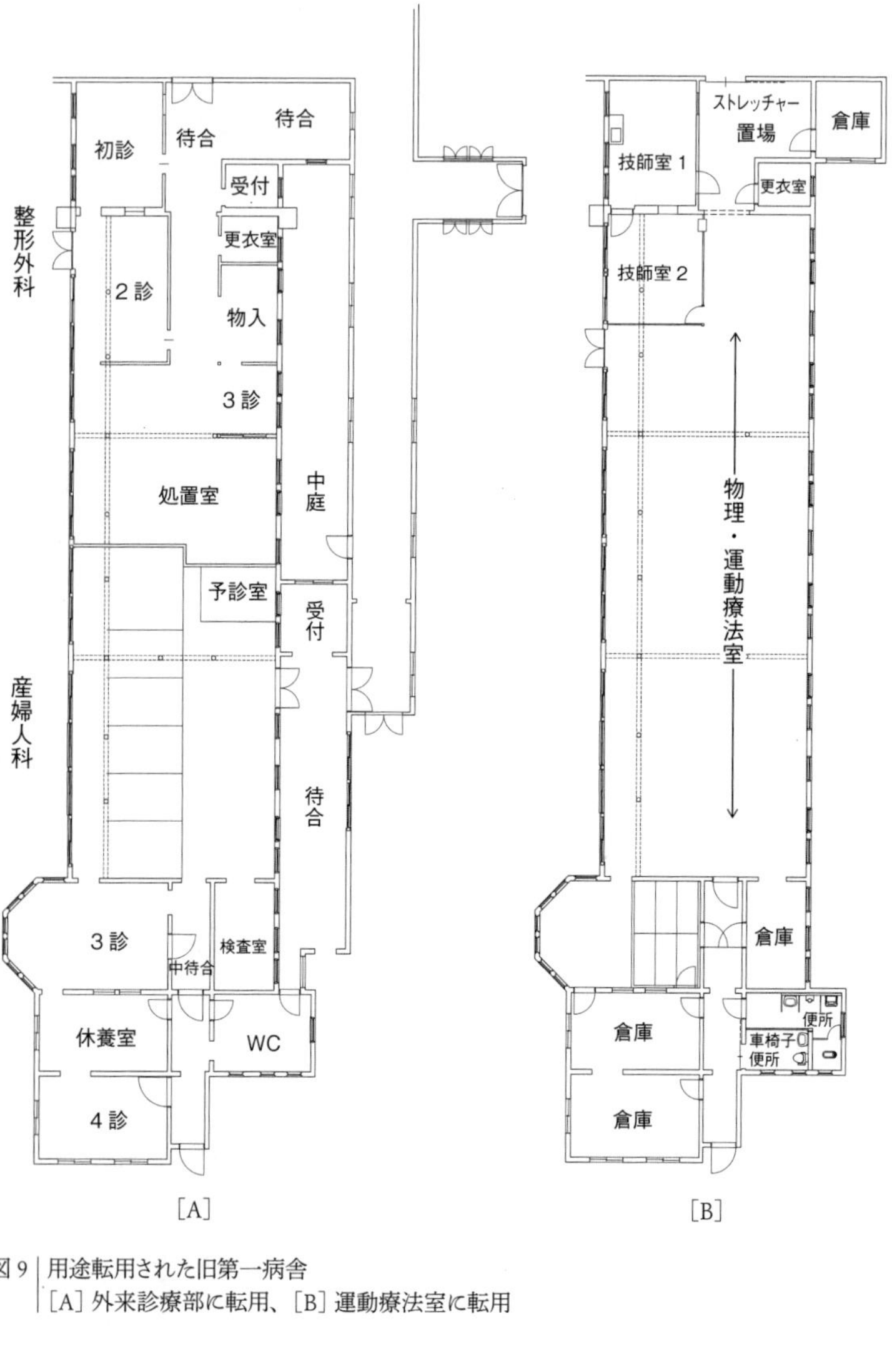

図9 用途転用された旧第一病舎
[A] 外来診療部に転用、[B] 運動療法室に転用

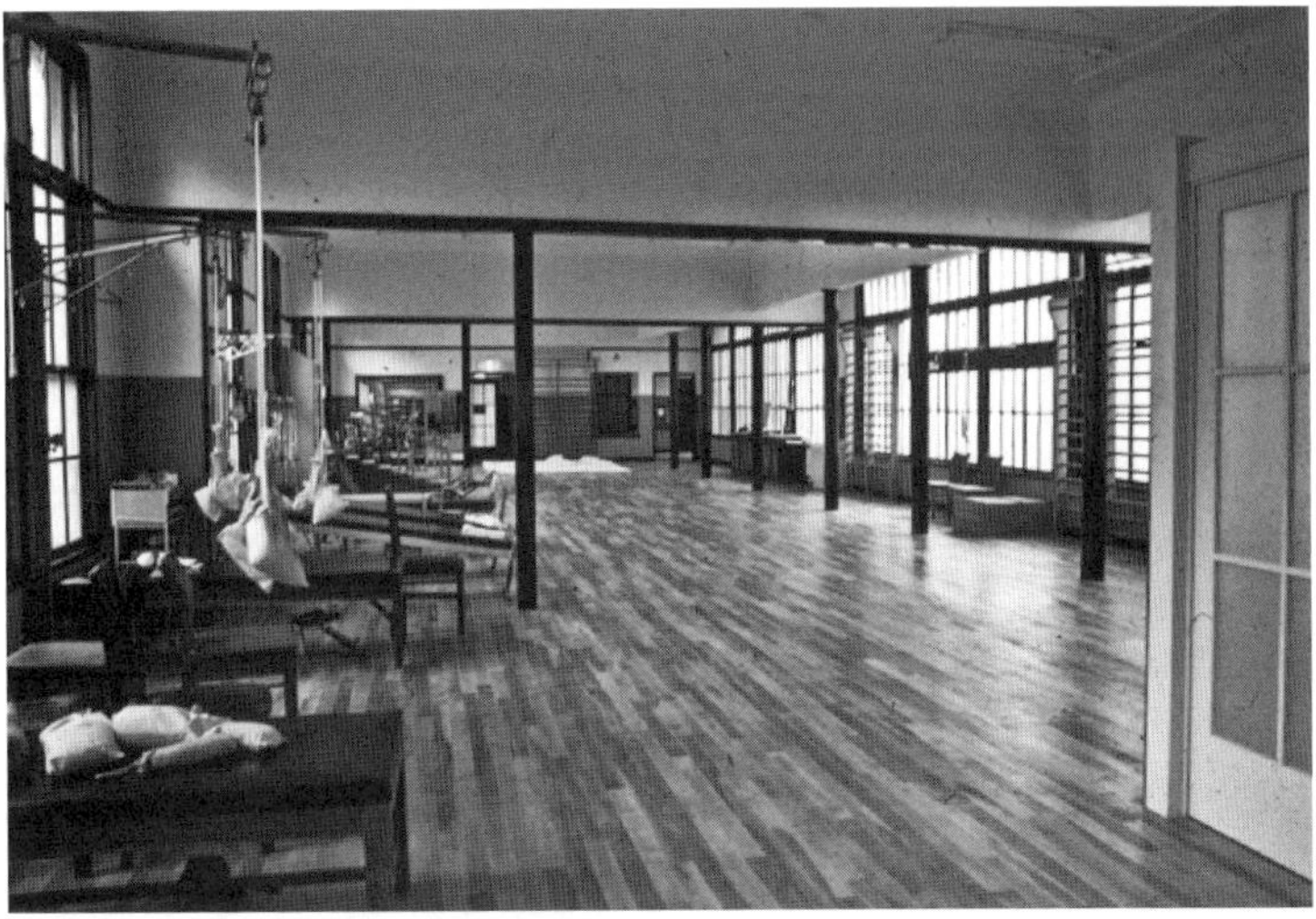

図 10 | 運動療法室に転用された旧第一病舎

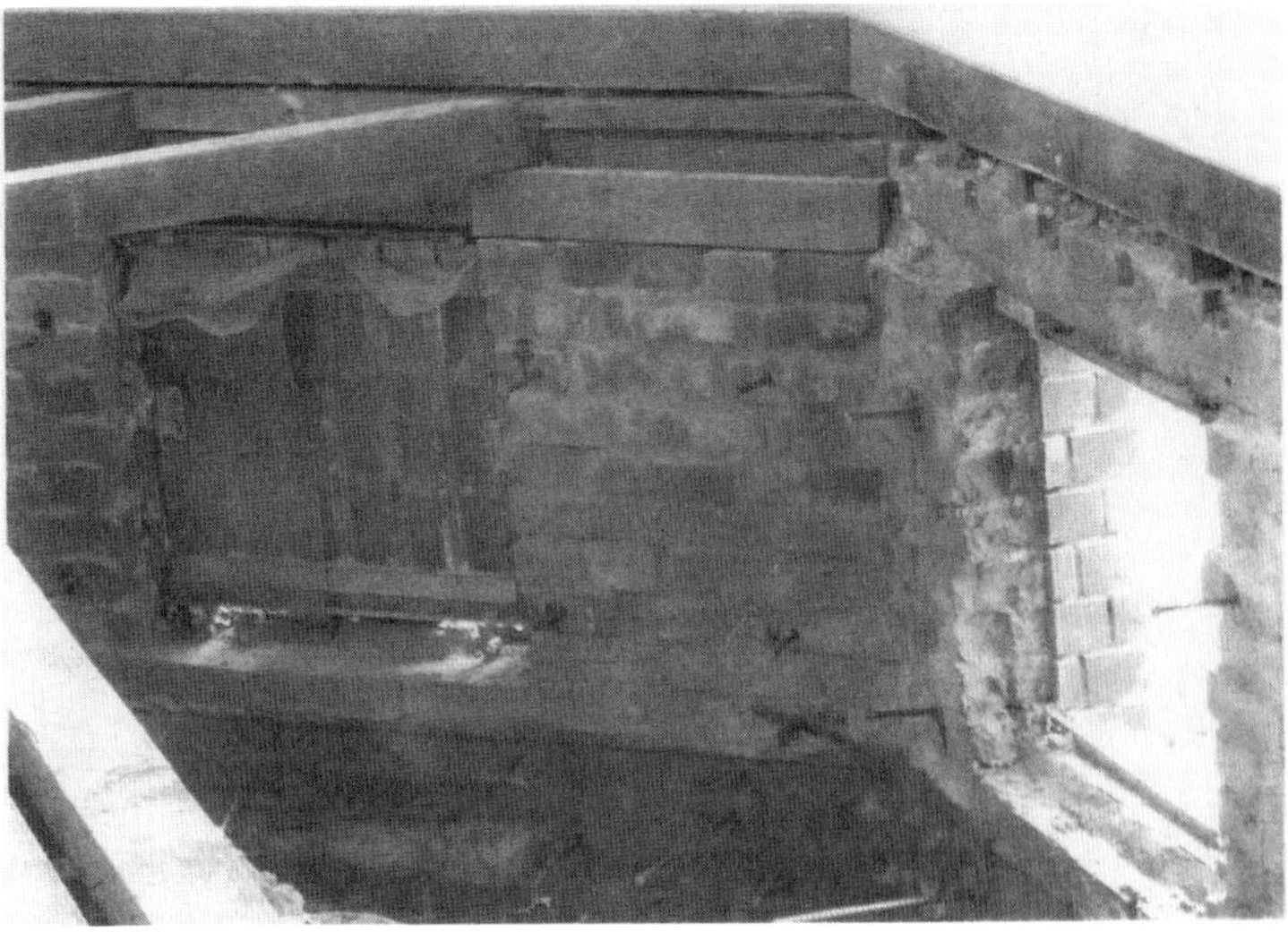

図 11 | 旧第一病舎の床下換気口

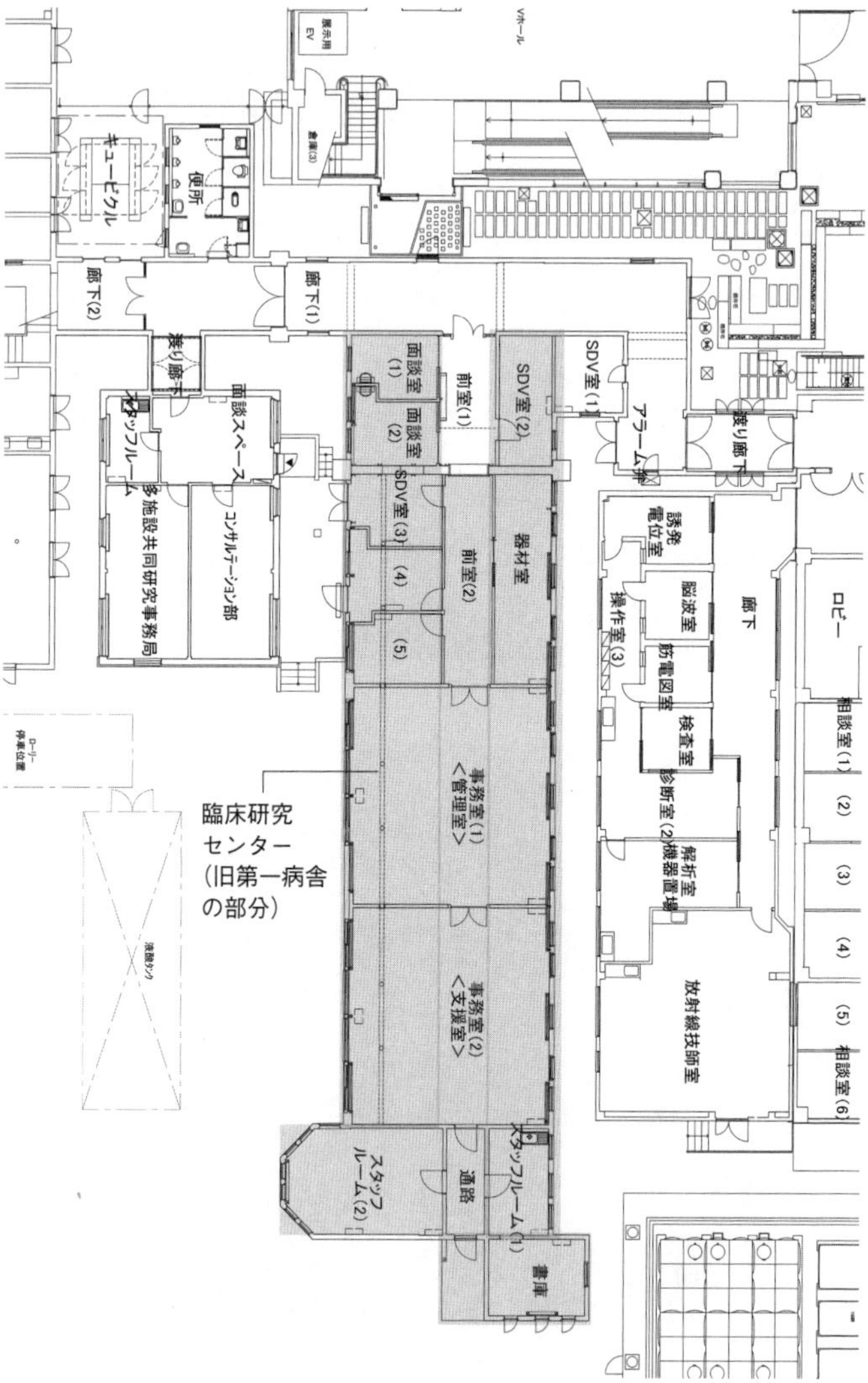

図 12｜臨床研究センターに転用された旧第一病舎

運動療法室から臨床研究センターへ

運動療法室としての役割の間、第一病舎の空間は、すでに記念館としての保存活用が決まっていた診療部門玄関や病棟部門玄関と同様、その歴史的価値が再認識されるようになった。創設一〇〇周年を視野に入れて、倉敷中央病院は急性期医療を担う病院として、病院完結型から地域完結型を目指していくことになった。その中で、リハビリテーション医療は入院中の患者を対象とした病棟リハ・心臓リハおよび小児など特殊な患者を対象とした外来リハへと再編成され、病棟リハは整形外科と脳神経内科・外科の病棟内に、心臓リハは心臓病センター内に、外来リハは外来北隣に第一病舎に近い空間を増築し、移転させた。

運動療法室だった旧第一病舎を耐震補強して、院内に分散していた臨床研究センターの中枢を移転させることになった(図12〜14)。しかし、レンガ造の基礎や、地震時に耐力をもつ壁のない空間のままでの耐震補強計画は現行法規では困難である。そこで、次の建て替え計画に含まれている診療部門玄関や病棟部門玄関の解体移転を含む保存活用に旧第一病舎も加えられることを期待して、とりあえず外周のレンガ基礎の内側にコンクリート造の布基礎を新設し、既存柱の内側に構造柱を添えて筋交《すじかい》★11を設け、独立柱レンガ基礎はコンクリートで囲

★11 柱と柱の間に斜めに入れて建築物や足場の構造を補強する部材。構造体の耐震性を強める効果がある。

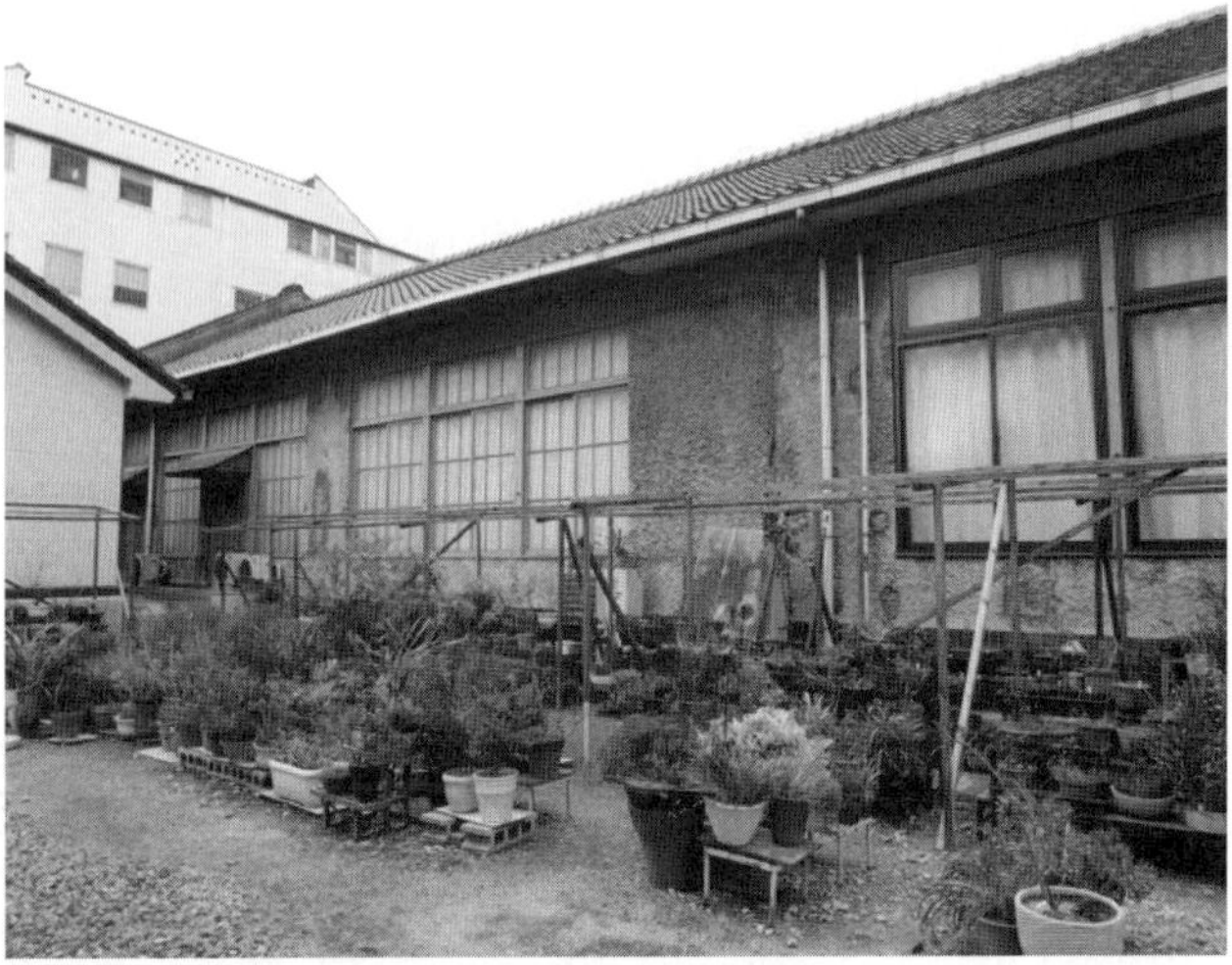

図 13 | 現在の臨床研究センター（旧第一病舎）の外観

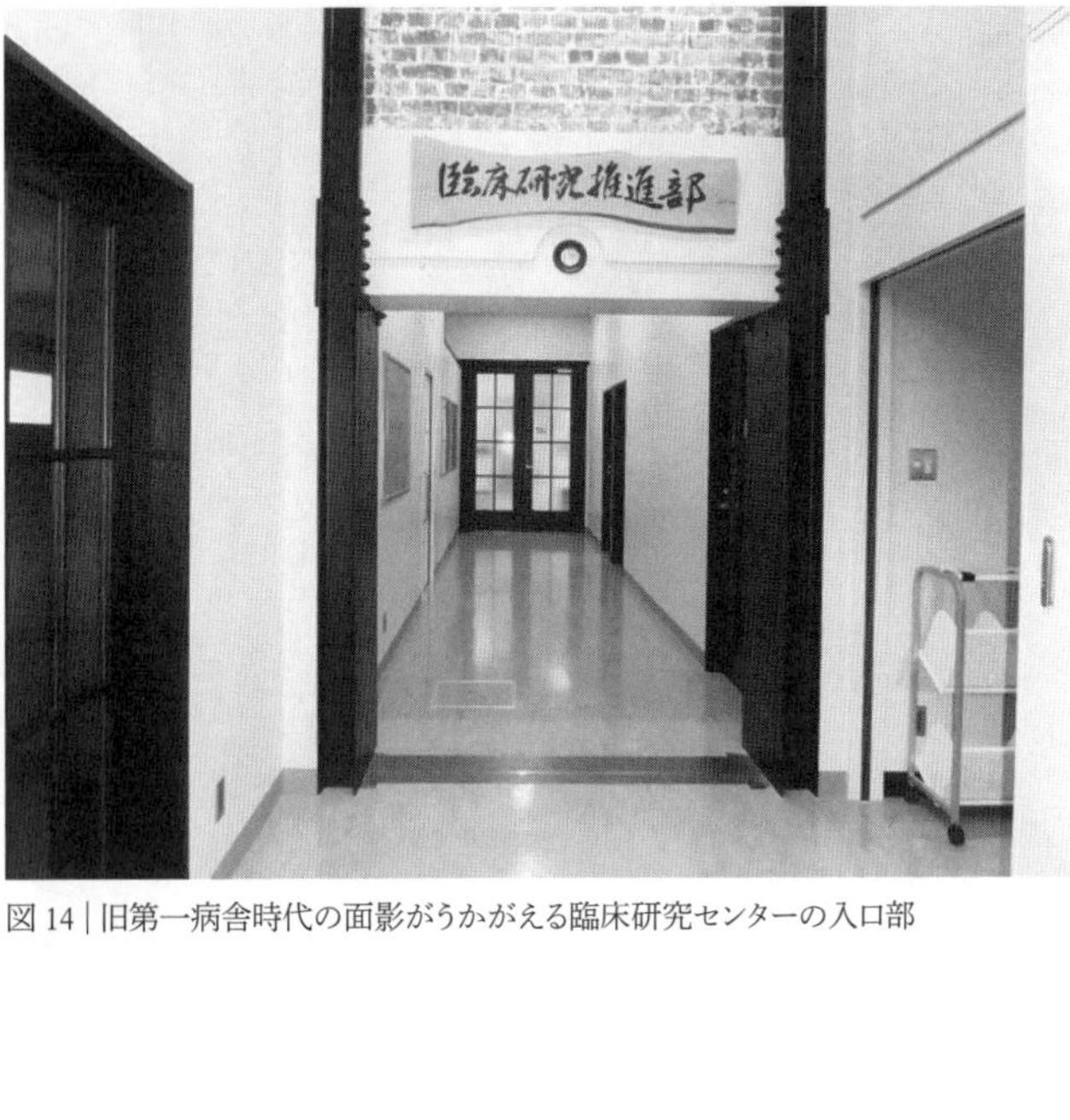

図 14 | 旧第一病舎時代の面影がうかがえる臨床研究センターの入口部

み、開放できた間仕切りガラス戸部分を構造用合板による耐力壁とするなど、耐震改修を施した。

残念ながら、三室続きのナイチンゲール病棟的な広い空間は失われたが、漆喰《しっくい》を剥ぎレンガむき出しの防火壁を残した旧第一病舎入口前（**図14**）には、臨床研究センターのスタッフにより、残されていた創立時の設計図が飾られた。臨床研究センターは、いまや一一六一床となった倉敷中央病院の歴史を物語る貴重な空間となって、二〇二三年の創立一〇〇周年を迎えようとしている。

［編集部追記］

倉敷中央病院は、創立当初の方針を継承し、施設全体の調和、敷地内の緑化など周辺環境との協調、利用者アメニティの充実を実感できる空間が評価され、平成二八年度 第二二回 倉敷市建築文化賞 最優秀賞を受賞しました。また、創設者の理想を時代にふさわしい形で提供し続け、経営者・医療者・設計者が三位一体となった施設マネジメントとサスティナブルな建築の在り方を示していることが評価され、二〇一〇年に第四回 日本ファシリティマネジメント大賞 最優秀FM賞（鵜澤賞）、および二〇一七年に第一回 日本医療福祉建築協会協会賞が、倉敷中央病院および設計者の辻野純徳氏に授与されました。

引用文献

▼1 大原孫三郎：倉紡中央病院開院に就て、倉敷時報、一九二三（大正一二）年五月一五日
▼2 倉敷紡績株式会社社史編纂委員 編：回顧六十五年、二四〇頁、一九五三
▼3 倉敷中央病院六十五周年記念誌編集委員会 編：倉敷中央病院六十五周年記念誌、二七頁、「大原孫三郎翁の追憶（創立のいきさつ）」一九四九（昭和二四）年に行われた追憶座談会での徳岡英の発言、一九九〇年一一月一日
▼4 前掲書3、二八頁、同座談会での武内潔眞の発言
▼5 辻野純徳：歴史に残る病院4 財団法人倉敷中央病院、病院建築、二五：二二－二五、一九七四
▼6 中国民報、一九二三（大正一二）年六月二日
▼7 一粒社ヴォーリズ建築事務所：近江サナトリアム（現ヴォーリズ記念病院）http://www.vories.co.jp/work/welfare/4.html
▼8 新谷肇一：近代日本の病院建築に関する計画史的研究、博士論文（九州大学）、一七二・一八八・二八七頁、一九八八
▼9 吉武泰水：病院建築計画の原点─F・ナイチンゲールの〝病院覚え書〟及び〝看護覚え書〟、病院建築、六五：〇－一、一九八四
▼10 小倉之子ほか：近江療養院における結核患者の療養空間、日本看護歴史学会誌、一八：七〇・七二・七四、二〇〇五
▼11 高橋豊太郎ほか：高等建築学、第一五巻 建築計画3 ホテル・病院・サナトリウム、常盤書房、一九三三
▼12 大原孫三郎傳刊行会：大原孫三郎傳、四二頁、中央公論事業出版、一九八三
▼13 長澤 泰：ナイチンゲール病棟の再発見─病院建築家の立場から、綜合看護、一四（四）：一二－一三、一九七九

ナイチンゲール病棟はなぜ日本で流行らなかったのか
——衛生と患者、そして看護

尹 世遠

尹 世遠 ゆん・せうぉん

鹿島建設株式会社営業本部医療福祉営業部で病院建築の企画や事業計画の立案を担当。一九七三年、韓国ソウル生まれ。高校卒業後に来日。一九九七年、東京大学卒業。二〇〇七年、同大学院博士課程修了。鹿島建設に入社し、建築設計本部、東京建築支店を経て現職。入社後のすべての期間において病院建築に携わる。博士（工学）、医療経営コンサルタント。

日本における近代西洋式病院の始まりは、一八六一年に建設された長崎養生所だと言われている。その後、各地で病院の開設ラッシュともいうべき動きがあり、一八八二（明治一五）年には六〇〇を超える病院を数えるようになった。[1] この間に開設された病院は、特に病院建築として新たに建設されたものよりは、既存の建物などを転用したものが多いと推測されるが、なかには新しくつくられたものもあった。代表的な病院として、一八七五（明治八）年に建設された熊本鎮台陸軍病院や、一八七六（明治九）年に建設された東京大学医科大学附属病院（**図1**）などをあげることができる。これらはいずれも、後に説明する「パビリオン型」の病院であるが、ナイチンゲール病棟をもつ病院ではなかった。

日本にナイチンゲール病棟が現れるのは一八八六（明治一九）年のことで、東京慈恵医院に建設された一号病室がそれである（55ページ参照）。当時は「病室」を「病棟」の意味で用いることが多かったので、「一号病室」という名称となっている。続いて一八九〇（明治二三）年に同じくナイチンゲール病棟である二号病室が一号病室と対称の位置に建設され、東京慈恵医院はナイチンゲール病棟を二棟有する病院となった。一号病室、二号病室ともレンガ造二階建の建物で、木造平屋建の東京大学医科大学病院や陸軍病院などの病棟とは画然と区別される、異彩を放つ病院だったと思われる。

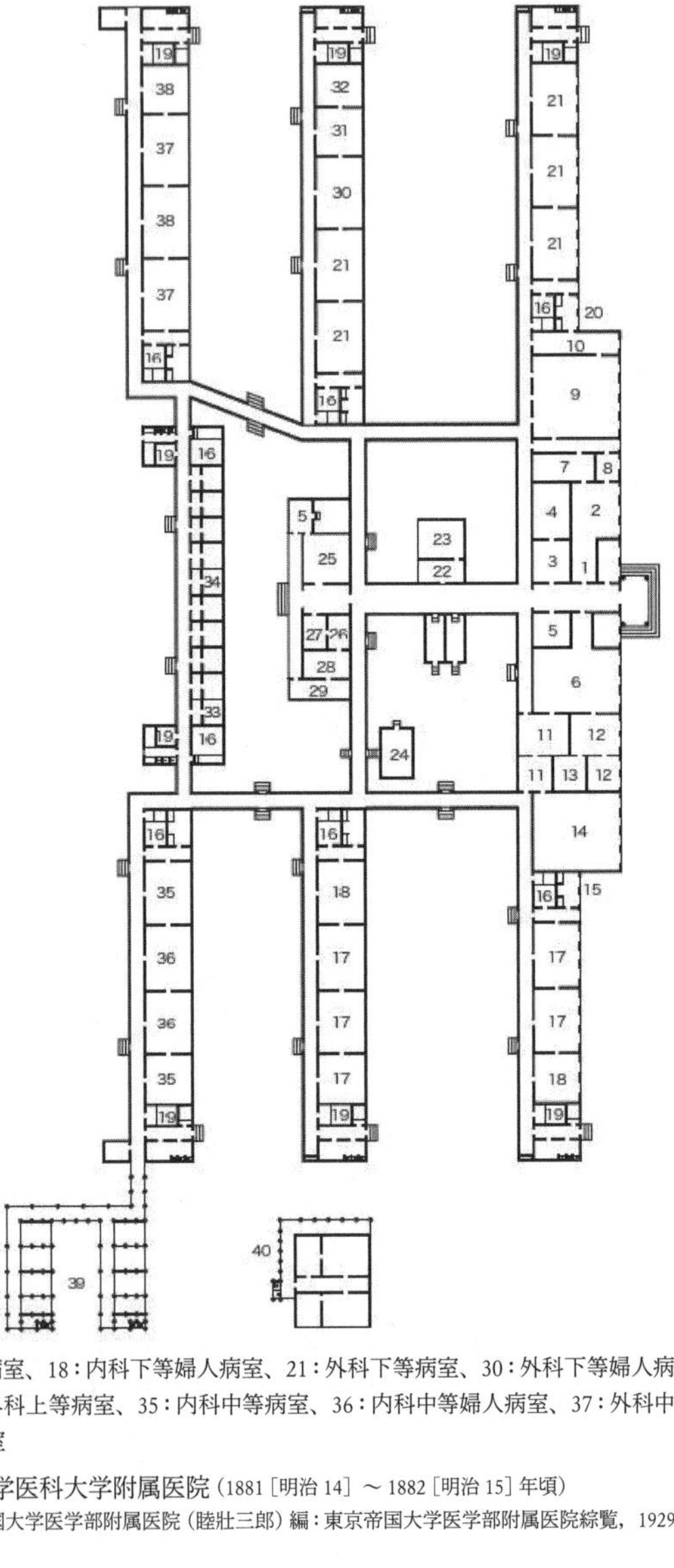

17：内科下等病室、18：内科下等婦人病室、21：外科下等病室、30：外科下等婦人病室、33：内科上等病室、34：外科上等病室、35：内科中等病室、36：内科中等婦人病室、37：外科中等病室、38：外科中等婦人病室

図 1　東京大学医科大学附属医院（1881［明治 14］～ 1882［明治 15］年頃）
（東京帝国大学医学部附属医院（睦壯三郎）編：東京帝国大学医学部附属医院綜覧，1929 より筆者作成）

ほかにナイチンゲール病棟を採用した病院として、海軍病院をあげることができる。一八八九（明治二二）年頃から整備が進む佐世保海軍病院（図2）がその典型的な例であり、呉海軍病院や舞鶴海軍病院でもナイチンゲール病棟が採用された。海軍病院の後に、ナイチンゲール病棟といえるものがつくられるのは、一九二九（昭和四）年に建設された東京同愛記念病院においてである。

筆者の知る限りでは、日本で完全な形でのナイチンゲール病棟が採用された例は、今掲げた東京慈恵医院、海軍病院、東京同愛記念病院のほかにはない。日本ではナイチンゲール病棟はあまり普及しなかったのである。

ナイチンゲールの病院建築をめぐる理論と実践が、日本で本格的な病院建築がつくられていった時期と著しくずれていたわけではない。むしろ、ナイチンゲール病棟の影響を受けるにはちょうどよい時期だったといったほうがよいかもしれない。ナイチンゲールの『病院覚え書き』第三版が刊行されたのは一八六一年、ナイチンゲールが建設に直接かかわったハーバート病院とセント・トーマス病院が建設されたのはそれぞれ一八六四年と一八七一年。日本で病院建築に関する議論が本格的に始まるのは、病院開設ラッシュがひとまず落ち着いた一八八七（明治二〇）年頃からで、病院が病院建築として本格的に設計され始めるのもこの時期からである。この明治二〇年頃という時期は、東京慈恵医院や佐世保海軍病院でナイチンゲール病棟が建設された時期とほぼ一致する。言い換えると、日本で病院建築をめぐって本格的な議論が行われ始めたときに、病院建築にかかわった人たちは、ナイチンゲール病棟を

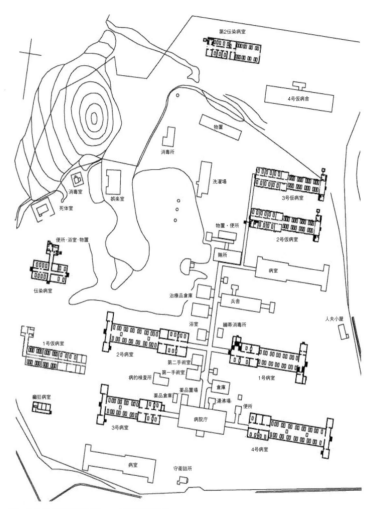

図2　佐世保海軍病院（1905［明治38］年頃）
4号室までは1896（明治29）年以前に完成。
（海軍軍令部：極秘 明治三十七八年海戦史 第七部 巻二十［防衛庁防衛研究所所蔵，レファランスコード C05110148200］より筆者作成）

日本で実際に目にすることもできたのである。

そうすると、ナイチンゲール病棟が日本の病院建築やその理論にもっと大きな影響を及ぼし、もっと多くの病院建築に採用されてもおかしくなかったように思われる。しかし、実際にはそうはならなかった。なぜだろうか。様々な理由を考えることができるだろうが、ここでは主に病院建築をめぐる議論の観点から考えてみたい。

少し余談になるが、日本建築学会が創設されたのは一八八六（明治一九）年のことで、当初は「造家学会」という名称だった。翌年にはその機関紙である『建築雑誌』が創刊された。この創刊号には渡邊譲の「醫院建築法」と、著者名が「某」とだけ記された「家屋改良論」の二編の論説が掲載された。つまり、日本建築学会機関誌の記念すべき創刊号の記念すべき第一号論説は、病院建築の理論に関するものだったのである。しかもこの論説は、「夫レ医院ノ築造ニ於ケルヤ造家学者ハ其方法ニ就キ最モ注意ヲ要シ且ツ至難ノ極ムルノ一ナリ」[2]という一文で始まっている。病院建築を専門とする筆者がひそかに自慢とするところでもあるのだが、残念ながら建築業界でもあまり知られていないようである。今でもそうであるが、日本に建築学が始まったときから、病院建築は建築家にとって最も難しい課題の一つだったことがわかる。

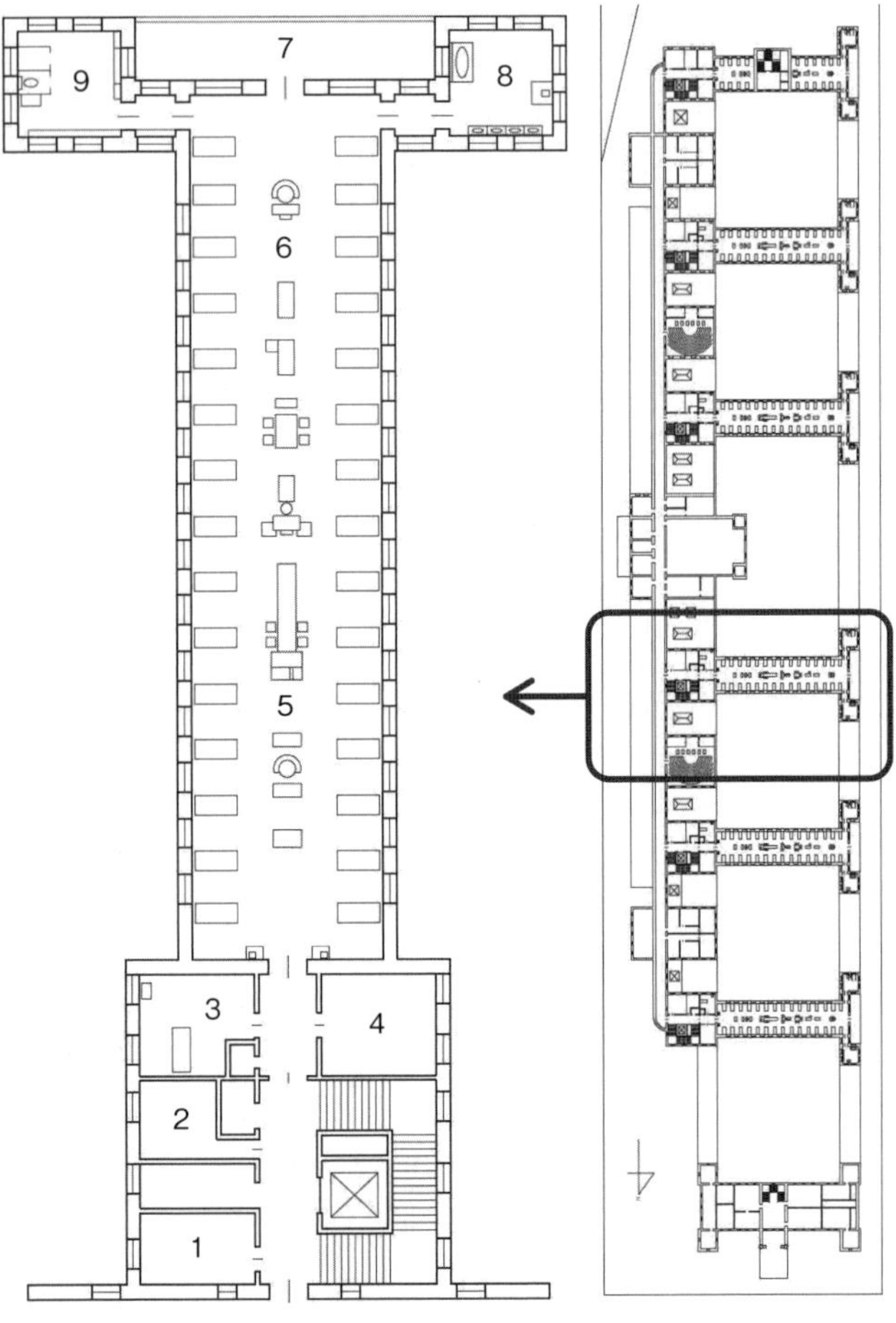

1：師長室、2：リネン庫、3：1 床室、4：配膳室、5：ナースステーション、6：デイスペース、7：バルコニー、8：浴室、洗面、9：便所

図 3　セント・トーマス病院の病棟配置（右）と単位病棟平面図（左）
（右：Thomson J.D., Goldin G. : The Hospital : A Social and Architectural History, Yale University Press, 1975 をもとに筆者作成
左：長澤 泰：ナイチンゲール病棟とその評価，英国医療施設研究（2），厚生省病院管理研究所研究報告シリーズ No.7905, 1979 年 5 月より改変）

ナイチンゲール病棟の特徴

言うまでもなく、ナイチンゲール病棟で構成された病院がナイチンゲール病院である。ナイチンゲール病院の特別さは、何よりその病棟にある。**図3**にセント・トーマス病院の病棟平面図を掲げた。詳細は本書の『建築家が読む「病院覚え書き」』の論考を見ていただくとして、ここでの議論に必要な部分に限ってナイチンゲール病棟の特徴を取り上げておきたい。

①病院全体はパビリオン型配置

ナイチンゲール病院は「パビリオン型」の病院である。パビリオン型とは、病院を構成する建物を一定の間隔をあけて分離して配置する形式をいう。また、パビリオンとは、そのように分棟配置されているそれぞれの建物のことである。ナイチンゲール自身の言葉を引いてみよう。[★1、▼3] 冒頭の「病院構造」というのは、病院全体の構成形式のことだと考えてよい。

★1 引用文献3を参照。以下、ナイチンゲールの引用はすべて同書による。

病院構造の第一原則は、分離させた各パビリオンに病人を分割することである。病院の場合パビリオンとは建物全体のうちの分離して造られている一棟をいう。

逆に、病室を含むすべての部屋が廊下でつながっていて、全体がひとかたまりの建物になっている形式を「コリドー型」という。コリドー型の病院は換気や採光、つまり衛生環境が悪く、感染を拡大させると考えられるようになり、そうした問題を解決する建築の形式として登場したのがパビリオン型である。病院をひとかたまりの建物とせず、特に病棟は間隔をあけて分棟配置することで、換気や採光などの衛生環境を向上させ、感染防止に役立てようとするものであった。この第一の特徴は、ナイチンゲール病院だけの特徴ではないのだが、明治時代の病院建築を理解するうえで必要なポイントなので押さえておきたい。

②病棟は両側換気・廊下なしのオープンワード

ナイチンゲール病院の最大の特徴はその病棟にあると述べた。ナイチンゲール病棟は、三〇床程度の大部屋病室一室に、一床ないし二床の小病室一室と、師長室やリネン庫などの少数の小部屋から構成されている。病棟の中心をなすのは、全体が一室となっている大部屋病室。この病室を壁や廊下でふさがず、両側から換気・採光ができることが重要である。この原則も、病院建物全体の配置をパビリオン型にするのと同じ理由、すなわち優れた衛生環境を確保し、感染を防止するためである。大部屋病室ではあるけれども、病室の両側から換気・採光ができず、片側が廊下でふさがれている大病室と区分するために、ナイチンゲール病棟の大部屋病室を「オープンワード」と呼ぶことにする（ここだけの便宜上の名称）。これもナイチンゲール自身の言葉で確認しておくことにしよう。

> 病院の建物は必ず両側に充分な数の窓をつけて、ひとつひとつの病室が外気に直接ふれるようになっていなければならず、また各病室は他の病室と共有でない、専有の換気ができるしくみになっていなければならない。つまり、**一方の側が壁でふさがれていたり、廊下になっていたりしては病室の自然換気は望めない。一方の側に廊下を設けて全部の病室のドアも窓もそこに開いているのは、片側が壁でふさがれているよりもいっそう悪い。**全病室の汚れた空気がいや応なしに廊下に流れ、そこからまたいつのまにか病室の中へ入っていくからである。▼3
>
> ［強調（ゴシック体）は引用者、以下同じ］

本稿のタイトルは「なぜ日本ではナイチンゲール病院は流行らなかったのか」ではなく、「なぜ日本ではナイチンゲール病棟は流行らなかったのか」である。日本の多くの近代病院建築とナイチンゲール病院とを比べた場合、病院全体の構成形式（配置形式）はパビリオン型で共通しているのに対して、病棟内部の形式は著しく異なるからだ。つまり、病棟内部の形式がナイチンゲール病棟と異なるため、日本にはナイチンゲール病棟があまり普及しなかったといえるのである。

③看護の観点から考えられた病室構成

ナイチンゲール病棟に関連して押さえておきたい第三の特徴は、病棟や病室の計画が、看護の観点からも考えられていることである。これは当たり前に思われるかもしれないが、上述の病棟内部形式の特徴とともに、日本の病院建築においてナイチンゲール病棟があまり普及しなかったことの理由を説明する要素だと筆者は考えているので、改めて指摘しておきたい。

ナイチンゲール病棟が看護の観点から考えられているというのは、具体的には次のようなことである。まず、大部屋病室が必要な理由から。

ひとつの病室にベッドをたくさん入れれば入れるほど、割合からいって、付添人の必要数は少なくなり、また、もちろんある程度まではあるが、監督がより容易になる。［中略］**一人の看護婦長はひとつの大病室の患者全部を容易に監督できようが、それが四つの小病室に分けられているとほとんど不可能であろう。**二十床以下の病室は、自然の方法だけで換気するのが非常に難しい。完全な自然換気を確保しようとするならば、拡散をさせるために ある大きさの空間が必要である。▼3

つまり、大部屋病室は、換気衛生上優れているだけでなく、看護の効率や看護師長の監督しやすさの面でも優れているというわけである。一方、ナイチンゲール病棟には小病室も一室設けられているが、それがなぜ必要なのかは次の文章からわかる。

　そこへは極めて危険で重視すべき患者、あるいは騒々しい患者、あるいはまた不快な排泄物のある患者など、一般の病室から遠ざけるべきだと思われる事例を収容しようというわけである。またそのうえ、**できれば小病室は大病室よりもきれいな空気を必要とする度合いが高いから、建築上の配慮が一段となされていてほしい。**そして濃厚な看護が不可欠の患者が不注意に見過ごされることのないよう、そうした小病室にはその種の部屋専属のスタッフを備えておくべきである。▼3

ナイチンゲールの考えでは、換気衛生のためには大部屋病室、それもオープンワードが有利で、小病室はオープンワードに比べて建築上の一段の配慮が必要だったが、いずれの場合にも、看護の観点からも考慮された結果であった。強調したいのは、一床や二床の小病室が、後述するような患者の快適性のためではなく、重篤な患者あるいは隔離が必要な患者を入れ、濃厚な看護を行うために必要とされていたことである。このような看護の観点は、明治時代から昭和初期に至る時代の病院建築論ではあまり重視されなかったのではないかと、筆者は考えている。

日本の近代病院建築はパビリオン型配置・片廊下式

ナイチンゲール病院およびその病棟の特徴を、①病院全体はパビリオン型配置、②病棟は両側換気・廊下なしのオープンワード、③看護の観点から考えられた病室構成、の三点にまとめた。以下では、日本の主な病院建築がナイチンゲール病棟とどのように異なるかについて説明してみたい。

まず、病院全体の配置形式について。病院建築に適切な形式がパビリオン型だというのは、ナイチンゲールだけの主張ではなく、明治時代の共通認識であった。例えば森 林太郎（鷗外）が書いた病院建築に関する記事を取り上げてみよう。森は軍医としてドイツで最新の衛生学を学んで帰国し、その翌一八八九（明治二二）年に「病院」と題する記事を著した。病院建築の形式について本格的に論じた早い例として注目に値する。森は、病院建築はコリドー型、バラック型、パビリオン型の順で発展し、近代になって現れたパビリオン型こそ、病院建築の「最良の建築法」であると説明している。[4]

森によるとパビリオン型のポイントは三つあって、①建物と建物を離れればなれに配置すること、②それぞれの建物は平屋であること、③決して両側に部屋のある廊下をつくらないこと、である。①はパビリオン型の配置そのもので、ナイチンゲールの主張と同じである。②の平屋というのも、ナイチンゲールの考えと特に矛盾しない。問題は③で、これは病棟内部の形式に関するものである。

森の言う「決して両側に部屋のある廊下をつくらないこと」とは、要するに病棟は中廊下式にしないということである。中廊下式がだめだということだから、片廊下式は可能ということになる。森の説明を直接読んでみよう。


第三、決して両側に部屋のある廊下を作らないこと。若《も》し廊下があれば棟と棟とを結び付けて左右共に開いて居るか又は唯一方に許《ばか》り部屋があつて他の側は外気に通ずることᐁ4

「棟と棟とを結び付けて左右共に開いて居る」廊下は、建物（病棟）と建物（病棟）を連絡する渡り廊下であって、病棟内部の廊下ではないので問題ない。ハーバート病院やセント・トーマス病院にも渡り廊下はあった（ちなみに、渡り廊下がなくて建物同士が完全に分離している形式をバラック形式という）。問題は、「唯一方に許り部屋があつて他の側は外気に通ずる」廊下、すなわち片廊下である。ナイチンゲールは「病棟を片廊下式にしてはいけない。病室の片廊下側に窓を開けるのはいっそう悪い」と言っていた。森においてはそれがパビリオン型のヴァリエーションとして許されているのである。

ここで、病院全体を構成する建物、特に病棟が分棟配置されていればパビリオン型と呼ぶが、論者によっては、病棟内部の形式をより重視することもある。例えば、東京同愛記念病院――ナイチンゲール病棟をもつ病院である――を設計した近藤十郎にとっては、たとえ分棟配置であっても、廊下の周りに多数の病室を配置するのであれば、それは「純粋なパビリオン型」ではなく、コリドー型と称すべきものであった。

［コリドー型とは］廊下の片側若しくは両側に多数の病室を配置したるものにして是等の病室は多くの場合その一方の壁のみ外気に面する窓を有し、夫れによつて換気が行はれるのを謂ふのである。我国の多数の病院は此式に属する。[5]

近藤のとらえ方は、病棟内部の形式に焦点を合わせたもので、そうすると、日本の病院建築はコリドー型が多い、ということになる。筆者の認識も同じであるが、紛らわしいので整理しておこう。日本の近代病院建築は、建物を分棟配置している点ではパビリオン型であった。それぞれの病棟に注目すると、病棟内部では片廊下に沿って多数の病室を配置している例が多いという意味で、病棟の内部形式は片廊下式であった。前者はナイチンゲール病院と共通している点であるが、後者はその病棟がナイチンゲール病棟ではないことを意味する。では、実際につくられた病院を通して確認してみよう。

日本赤十字社病院

一八九一（明治二四）年に竣工した日本赤十字社病院（図4）は日本の近代病院建築史上、

最も重要な病院である。明治時代の病院建築を一つだけ選ぶとすれば、躊躇なく日本赤十字社病院が選ばれるはずだ。例えば、昭和二年にまとめられた『明治工業史4 建築編』は明治時代の代表的な建築を列挙した本だが、日本赤十字社病院について「本邦に於いて特に病院として設計されたる大病院は、東京渋谷の病院を嚆矢とす」[6]としながら、簡単な説明をつけている。日本赤十字社病院以外には四つの帝大病院を含む六つの病院が掲げられているが、何の説明もなしに単に病院名が列記されているだけであるから、扱いはまるで異なる。はじめて本格的に病院建築として設計された病院であり、また、昭和二年の時点で、特に説明を記すに値する唯一の病院とみなされたわけであるから、病院建築史上におけるその位置づけがわかる。しかも取り壊されたのが一九七三年であるから、なんと八二年間も活躍した建物だった。紙面の都合で多くの病院を紹介することはできないが、日本の近代病院建築の主だった特徴を日本赤十字社病院から読み取って問題ないと思う。

図4を見てみよう。前方中央に本部棟があり、その後方左右に病棟が並んでいる。左列が内科の病棟、右列が外科の病棟で、いずれも四棟ずつあり、前から上等病室の病棟、中等病室の病棟、下等および救助室の病棟、再び中等病室の病棟となっている。その後ろに特等室の病棟があり、最後に手術場がある。本部棟と病棟、手術場が病院本体をなす建物で、中庭を囲む回廊でつなげられている。渡り廊下を介して連絡する食堂・賄所や看護婦教室・寄宿舎があり、また、隔離室と病理解剖室が病院本体とは分離して設けられている。

病院本体は中庭を囲む回廊の周りに分棟配置されたパビリオン型である。ナイチンゲール

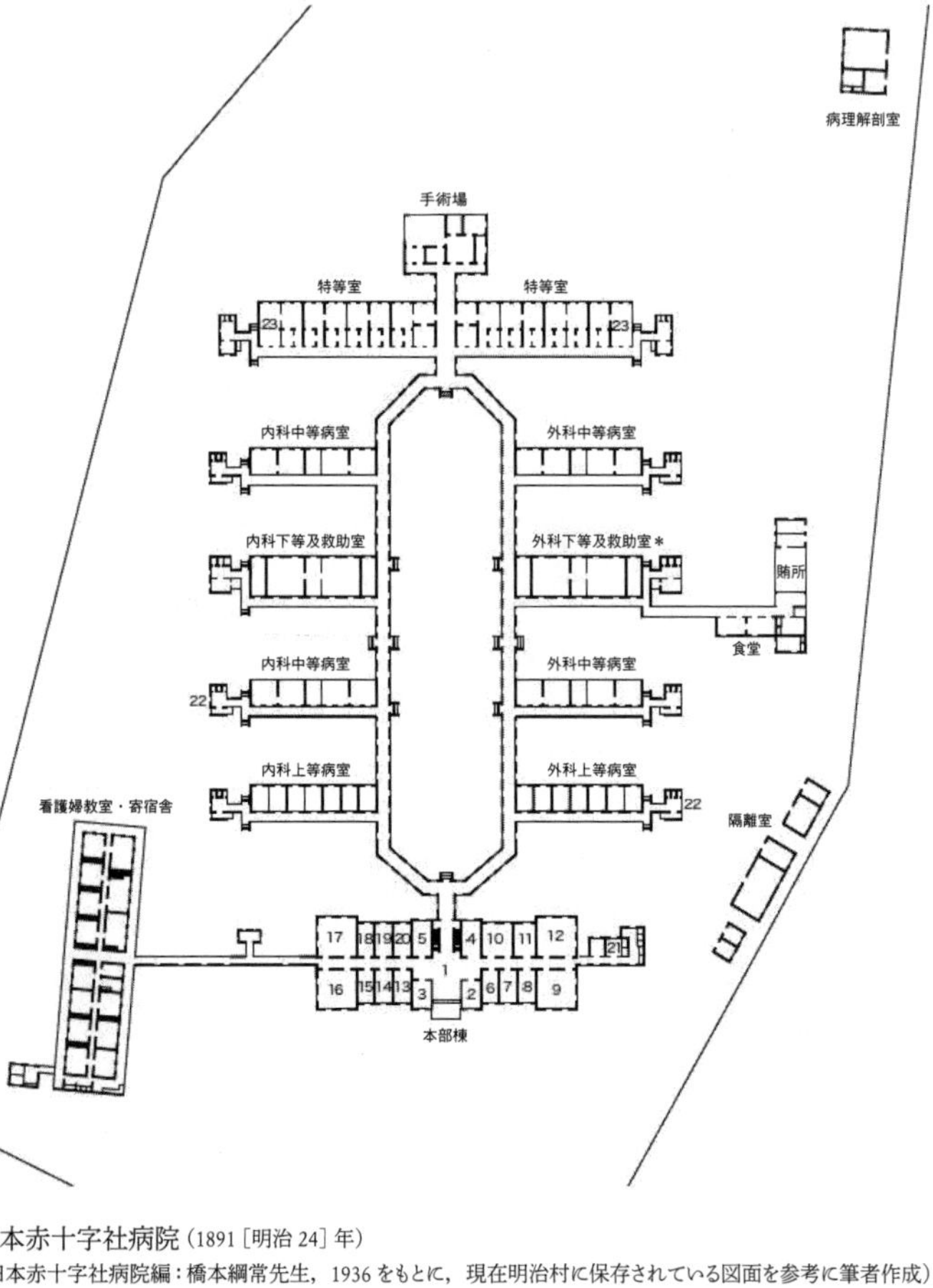

図 4　日本赤十字社病院（1891［明治 24］年）
（日本赤十字社病院編：橋本綱常先生，1936 をもとに，現在明治村に保存されている図面を参考に筆者作成）

＊「外科下等及救助室」病棟が博物館明治村に保存移築されています。日本看護協会出版会 WEB サイト「教養と看護」内の記事、「明治村の“ナイチンゲール病棟”を訪ねて」（http://jnapcdc.com/LA/meijimura/）もご参照ください。

病院では渡り廊下で病棟をつないではいても回廊で中庭を囲うことはないのだが、日本の近代病院建築ではよく見られるパターンである。いずれにしても、建物が離ればなれに分棟配置されている点では同じパビリオン型といえる。

次にそれぞれの病棟を見てみよう。内科と外科に分かれて並んでいるが、左右対称で同じ形をしている。ナイチンゲール病棟との著しい違いが出てくるのは、ここからである。内科の病棟も外科の病棟もそれぞれ、特等・上等・中等・下等および救助室の等級別に分かれている。どの病棟も一つのオープンワードを中心とした構成にはなっておらず、病室はいくつかに分割されている。全個室の特等室病棟や上等病室病棟は言うまでもないが、中等病室の病棟は四つの病室に、下等および救助室の病棟は二つの病室に分割されている（病室の間にある細長い部屋は、病室ではなくスタッフ用のスペースである）。つまり、等級が下がるほど病室の規模が大きくなっていく。そして病室は、片廊下に沿って配置されている。

まず、病棟が片廊下式であることに注目しよう。そもそも廊下が必要なのは、病棟内に複数の病室を配置するからである。ナイチンゲール病棟は一室のオープンワードがメインだから、廊下は不要だった。しかし、病室を分割して複数にすると、どうしても廊下が必要になる。日本赤十字社病院では下等・中等・上等・特等と等級が上がるほど細かく分割されていくが、細かく分割すればするほど、廊下は欠かせないものになっていく。だから片廊下は、病棟に複数の病室を設けるため、つまり、病室を分割したため、それもできるだけ細かく分割して小病室にするために必要になったものだと考えることができる。

そうしてみると、病棟内部の形式をどうするかという問題は、病室の規模をどうするかという問題に置き換えて考えることができるだろう。実際に日本の病院建築論において議論された最も重要な論点の一つは、病室の大きさに関するものだった。ナイチンゲール病棟は病棟のほぼ全体が一室のオープンワード形式であるから、最大規模の大病室をもつタイプになる。日本赤十字社病院は大・中・小の様々な大きさの病室を組み合わせたものだった。このように大きさ別に病室を分けた場合、どれが最も望ましいのかというのが議論の焦点になるだろう。そしてその判断の基準となったのは、病院建築にとって最も重要とされた衛生上の観点であった。

大病室と小病室

大病室より小病室のほうが衛生的

一八九六（明治二九）年に建築学会で「病院建築法」と題する講演を行った櫻井小太郎は、次のように述べている。[7] 病室とは二五人から三〇人を収容するものであるが、実はそれは「便宜上止むを得ず」大病室にしているだけであり、患者の皮膚や呼吸器から有害な「ガス」が発生するために危険であるから、有害な「ガス」を新鮮な空気に取り換える「換気法」が必要になる。ただし、ほかにも方法があって、各病室を隔離して配置する、つまり、大病室にせず、小病室にする解決法がある。しかし、大病室では窓を二面取れるのに対して、小病室では窓を一面しか取れないので、自然換気の面では大病室が優れているかもしれない云々。

整理すると、大病室は患者から発生する有害なガスの拡散というリスクがある半面、窓二面からの自然換気にメリットがある。小病室は有害なガスの伝播を防ぐことができるが、自然換気の性能は大病室に及ばない、ということになる。こうした議論からすると、大病室と小病室のどちらが有利なのか結論を下しにくくなりそうな気がしてくるのだが、実はそうではなかった。

今、問題になっている換気は、窓を通して自然に空気が入れ替わる自然換気のことである。しかし、自然換気には決定的な問題がある。というのも、「寒中には全く窓を開けておくことが出来ない場合」があるからだ。窓がいくら効率的に設けられていても、それを開けることができなければ、換気ができないのは当然である。だから、今後つくるべき「完全なる病院」には、自然換気のほかに機械換気を工夫する必要があるという。そして、完全なる病院としての模範を垂れることを義務づけられていた東大病院において、その機械換気の工夫がなされたのだった。

櫻井の講演が行われたのと同じ一八九六（明治二九）年に完成した東京帝国大学医科大学附属医院の眼科・皮膚病科・小児科・婦人科病室の新築七棟には、日本で初めて中央式暖房装置による蒸気暖房システムが導入された。設計者の石井敬吉の説明によると、これは暖房装置であるだけでなく、「寒い時には暖房、鉄管蒸気或は湯の鉄管を並べて置きまして其上に新鮮の空気を通過して暖めて空気を病室内に入れる」[8]という、新しい「換気法」でもあったのである。

思い出してみてほしい。ナイチンゲールにおいては「小病室は大病室よりもきれいな空気を必要とする度合いが高いから、建築上の配慮が一段となされ」るべきだった。しかし、櫻井においては、患者から発生する有害なガスの危険があるから、大病室こそ換気法に注意すべきものだった。櫻井においても、大病室には両側窓という自然換気上のメリットがあり、小病室には片側窓しかできないというデメリットがあったが、機械換気という新しい換気法の実用化によって、小病室のデメリットは解消されてしまうのである。

大病室こそ換気法に注意すべきという考え方は、すでにナイチンゲール病棟を採用していた海軍病院でもなされるようになった。一九〇九（明治四二）年の『海軍医事報告撮要』には、舞鶴海軍病院に勤務する軍医・川口善一による「舞鶴海軍病院ニ於ケル換気状態」という記事が掲載されている。[9]舞鶴海軍病院も佐世保海軍病院と同じように三〇床前後のオープンワードと二～四の小室から構成されたナイチンゲール病棟の病院であった。川口は、**多数の患者が密閉された病室**で呼吸をすれば、室温が上昇し室内の空気を汚染することが著しいから、各病棟の空気の汚染状況と患者への影響を研究するのは非常に重要だという。したがって、「**病室内ノ通気装置ノ配置**及換気ノ良不良ヲ精密ニ知得」しておくことが緊要なのである。つまり、空気の汚染状況を研究する必要があるのは、それが多数の患者がいる大病室だからであり、換気装置の配置が問題になるのは、それが大病室に設けられるからなのである。

櫻井の議論ではまだ少しの躊躇があったが、いまや、大病室には患者から発生するとされた有害なガスの危険だけが残ることになり、オープンワードにおいてこそ「換気採温採光に意を用ふるは緊要の事なり」[10]という大逆転が起こったのだ。つまり、病室の衛生上、最も重要な要素とされた換気の観点からみた場合、明治後半にはすでに、オープンワード形式の大病室における衛生上の優位性はないと考えられていたのである。

しかし、大病室と小病室の比較は、換気衛生論のような技術的な観点からのみ判断されていたわけではなかった。社会の制度を含むもっと大きな文脈においても、小病室が優位とされたのである。

大病室は施療病院の病室

先に日本赤十字社病院の病室は、特等室から下等および救助室までの等級別構成となっていたことを述べた。実はこれには関連する制度的な根拠があった。日本で初めて医療制度の基本方針等を定めた「医制」(一八七四〔明治七〕年)である。医学校や医師の資格など七六か条にわたる規定がなされていたが、病院建築がどうあるべきかについてはほとんど何も規定されていなかった。ただ一つ、第二四条の但し書きに、医学校病院つまり大学附属病院は、入院患者を三等または五等に分けて入院料を徴収すること、極めて貧窮な患者でそれが証明できる場合には無料とすることが定められていた。[11]

冒頭に掲げた東京大学医科大学附属病院(**図1**)はまさしく上等・中等・下等の三つの種

類の病室から構成され、上等病室は前室つきの個室、中等・下等病室は中規模の大部屋病室（多床室）となっていた。日本赤十字社病院は医学校病院ではなかったが、同じく等級別構成を踏襲していた。しかも、特等室を除くと、等級が下がるほど病室の規模が大きくなる。

等級が下がるほど病室が大きくなる傾向は、私立病院と施療病院とを比較した場合、より顕著なものとなる。施療病院とは、無料あるいは極めて安い費用で医療を提供する病院のことで、三井慈善病院や恩賜財団済生会病院などがある。私立病院は一般に診療費が高額となる場合が多かったため、自費で治療を受けられない人々に対して医療を提供する目的で設立されたのが施療病院である。大学附属病院は施療病院ではないが、一部の患者に施療診療を行っていた。日本赤十字社病院でいえば、下等および救助病室の「救助」が施療診療にあたる。

まず私立病院の場合。順天堂医院は明治三四年時点では、特別一等・特別二等・普通一等の病室は個室、普通二等病室は三人、普通三等病室は六人以上となっていた。あるいは、夏目漱石が胃病のため入院していたことで知られる長与稱吉《しょうきち》の胃腸病院は、一等病室から三等病室まですべて個室だった[12]。これらに対して、施療病院であった恩賜財団済生会病院は、重症患者室および隔離患者室を除いて二〇床規模の大病室（片廊下式）だった。つまり、自費・有料の病院は個室であり、施療・無料の病院は大病室というわけである。

こうした傾向は「実費診療所」をみてもわかる。実費診療所は、医師の加藤時次郎や実業家の鈴木梅四郎が中心となって設立した医療機関で、低廉な「実費」で医療を提供することにより、「施療」ではなく、患者が自費で堂々と医療を受けられることを趣旨としていた。なぜなら、「国家の中堅たる中等階級を慈善の名によりて救済」することは、「其自尊心に払ひ難き損傷を与ふる」と考えられたからである。[13]

実費診療所はまず、一九一一（明治四四）年に東京京橋区木挽町に開設され、以後、横浜や大阪に支部病院が設立された。まもなくして新しく移転新築された横浜支部病院や大阪支部病院は六床・八床・一〇床と中規模の病室から構成されていたが、いずれも二～四床ごとに袖壁で区画されていた。筆者からみると、区画しないで六床・八床・一〇床のままとしておいたほうが少しでも広く使えそうに思うが、実際にはすべての病床が隅を占有できる小病室の雰囲気をつくり出せるよう工夫されていた。大学病院や施療病院と違い、「お客様」として「大威張りで玄関から来ることができる」ことを目指した実費診療所は、病室も私立病院のような小病室のしつらえでなければならなかったのだろう。

等級が上がると個室、下がるほど規模が大きい多床室というのは、現代にも通じるような気がするし、当然のようにも思えるが、実はそれほど自明なことではない。繰り返すが、ナイチンゲール病棟は三〇床のオープンワード一室と一～二床の小病室一室だけで構成されていたのだ。衛生的で快適、看護しやすいことを目的に構想されたナイチンゲール病棟では、等級（入院料）によって病室環境が異なるなど、想像だにできなかったのではないだろうか。小病室もいわゆる差額病室や上等病室などではなく、重篤な患者や隔離が必要な患者を手厚く管理するための部屋だった。

しかし日本では、病室の大きさ（一室当たりの病床数）は病室の等級を表すもので、一〇床、二〇床の大病室は、自費診療が受けられない人々が入院する病室、施療病院の病室と考えられていた。このような傾向は、病院計画における重要テーマとして「患者」が現れることで、ますます強固なものになっていった。

患者の気持ちを考えると小病室

一九二二（大正一一）年四月、建築専門誌『建築と社会』に「病院建築に関する雑感（上）」と題する記事が掲載された。[14] 内容はタイトルのとおりで、例えば、隣の病室や廊下から漏れてくる音や光の問題、共同の洗面所の不便さなど、「自分が入院した病院では、之れ丈け不便」と感じたいろいろな感想や要望が書いてある。この記事の後、大正末期から昭和初めの時代にかけて、同じく「病院建築雑感」とか「患者からの注文」、ないし「病院建築はこうありたい」といった文言を冠した記事が多数現れた。これらは病院建築の在り方を、実際に入院して病院を利用する患者の立場、あるいはそうした患者の気持ちを理解し代弁する専門家（医師や建築家）の立場から論じた記事で、それまでの病院建築論とは明らかに異なる種類の論説だった。病院を実際に利用する患者の気持ちを中心とした議論という意味で、体験的病院論と呼んでよいだろう。

体験的病院論においては、病院建築を評価するのは「患者」であり、病院建築の在り方は「患者」の立場から考えられることになる。これは病院建築論の歴史における非常に大きな変化である。明治時代においては、病院建築の主役は「衛生」だった。それが、大正時代になって「患者」が新たな主役として登場してきたのである。次に示すのは医師の立場から書かれた病院建築論「病院建築は斯《こ》うありたい」であるが、「衛生」から「患者」への主役の交代が読み取れるだろう。

> **病院は、**謂はば病人を容れる一つの「ホテル」であるから、**健康者が住んで居て心持の好い以上に、心持の好い部屋を造ると云ふ事が第一条件である。**其上に、治療機関の設備、乃至、事務上の連絡に便利なこと、其他衛生上のことは、どの建物に於てでもあるが、殊に病院の建物に於ては、普通一般のもの以上に注意しなければならぬ。[15]

明治時代の病院建築論では何よりも衛生的な環境をいかに整えたらよいかが問題だった。それが、まずは患者にとって居心地のよい病室をつくることが第一条件に掲げられ、衛生・管理上の配慮はそのうえで注意されるべきことに変わったのである。だから、究極には次のような主張に収斂することになる。

> 「医療設備、病室の設計、清潔衛生、水道と電気設備の配置など」其等の謂はば物質的考究の完備、そればかりを以て病院建築設計の良否を計るバロメーターとは為す事は出来ない、病院は医員ばかりの病院ではない、医師の横暴なる要求のみを以て病院は完備し得べきも

のでもなければ、亦建築家の一人良がりの設計を以て病院は立派にはならない。云ふま**でもなく病院は病人が本体である**。[16]

これはまさに病院建築論における「患者の発見」にほかならない。そして、病院の本体としての「患者」や「患者の気持ち」を重視する立場から導き出される結論は、すべて大病室に対する個室の優位を主張するものであった。多数の例があるが、その中でも筆者が最も驚いた表現を使用している例を紹介する。

病室は概して個室であることが望ましい。元来総室は古い寺院病院時代の名残であるか、臨床上の研究を目的とする場合か、施療病院若しくは同種の患者のみを収容する事が予想し得る野戦病院、避病院等に於てのみ見られるべきものであるのが、病院組織の複雑膨脹につれてその不便不経済を病棟に於て緩和せんとする歪みたる努力の結果として将来せられたものと見ねばならない。**要するに患者の立場から見ても医療の点から見ても許さるるならば個室を望むことに異論は有り得ないといふ言ひ古るされた結論に**しか達せない。[17]

「総室」とはオープンワードのような大病室のことで、「臨床上の研究を目的とする場合」とは大学病院などの施療診療のこと、避病院とは伝染病流行の際に造られた仮設病院のことである。大病室が施療病院において採用される病室として認識されていたことは先にみたとおりであるが、ここではさらに経済的な都合から仕方なく採用された「歪みたる努力の結果」とまで言われている。これでは病院建築の形としてナイチンゲール病棟が検討される余地はまったくなく、いかにして個室を増やすか、あるいは、いかにして個室に近い環境をつくり出すかが問題となるほかなくなるのだろう。

もう一つ注意したいのは、「個室を望む」のが、「患者の立場」のみならず、「医療の点」からみても「異論は有り得ない」と結論とされていることである。それは例えば高松正雄にとっても明らかなことであった。高松は、先の実費診療所や井上眼科病院、慶應義塾大学医学部附属病院など、優れた病院建築を設計し、病院建築に関する多くの体系的・理論的著作を残した建築家で、戦前の病院建築を語るうえで最も重要な人物の一人である。高松にとって、「疾病の性質、従って其生理的条件を異にし、従って其医療上の処置乃至取扱を異に致すべき多くの患者を、一律の下に同一の環境の下に一つの室に入れて置くといふ事は、医療の効果の方から申しても実は宜敷《よろしく》ない事は明らか▼18」だったのである。

このように、明治半ば頃から続いてきた大病室と小病室（ないし個室）のどちらが優れているかの議論は、衛生の観点からみても、患者の観点からみても、医療の観点からみても、小病室（ないし個室）が優れているという結論を繰り返し確認することになった。病室の本来のあるべき姿が小病室、できれば個室であり、ナイチンゲール病棟のようなオープンワードや大病室を計画することは、本来は行うべきではない「歪みたる努力」でしかなかったのである。
ところが、一九二九（昭和四）年になって、忽然とナイチンゲール病棟をもつ病院が現れた。冒頭にも取り上げた東京同愛記念病院である。設計者は近藤十郎。近藤はそれまではまったく議論されることのなかった観点を提示した。「看護」である。

議論の中心にはならなかった看護の観点

東京同愛記念病院（**図5**）は「大正十二年の大震災の際、米国民が日本の災厄に同情して、国を挙つ《ママ》て沢山の醵金をして呉れました際、最後に残りました七百万円と云ふ金によつて建てられた」[19]病院である。昭和四年竣工の作品なので、すでに建物は四階建の中層建築になっている。本館、病棟、附属棟、看護婦宿舎の四つのブロックから構成され、病棟ブロックは三列が並ぶ。

図6・7は近藤がこの病院の設計趣旨を説明した文章の中で掲げた図である。病棟は二四床のオープンワードと四室または六室の重症個室から構成されている。個室とオープンワードの間に食堂・配膳室と、看護婦長室・作業室・汚物処理室、更衣寝具室・浴室洗面所・便所があり、オープンワードの先にはナイチンゲール病棟のバルコニーに該当する「ソーレリアム」（日光浴室）がある。個室の数や浴室洗面所の位置が多少異なるが、ナイチンゲール病

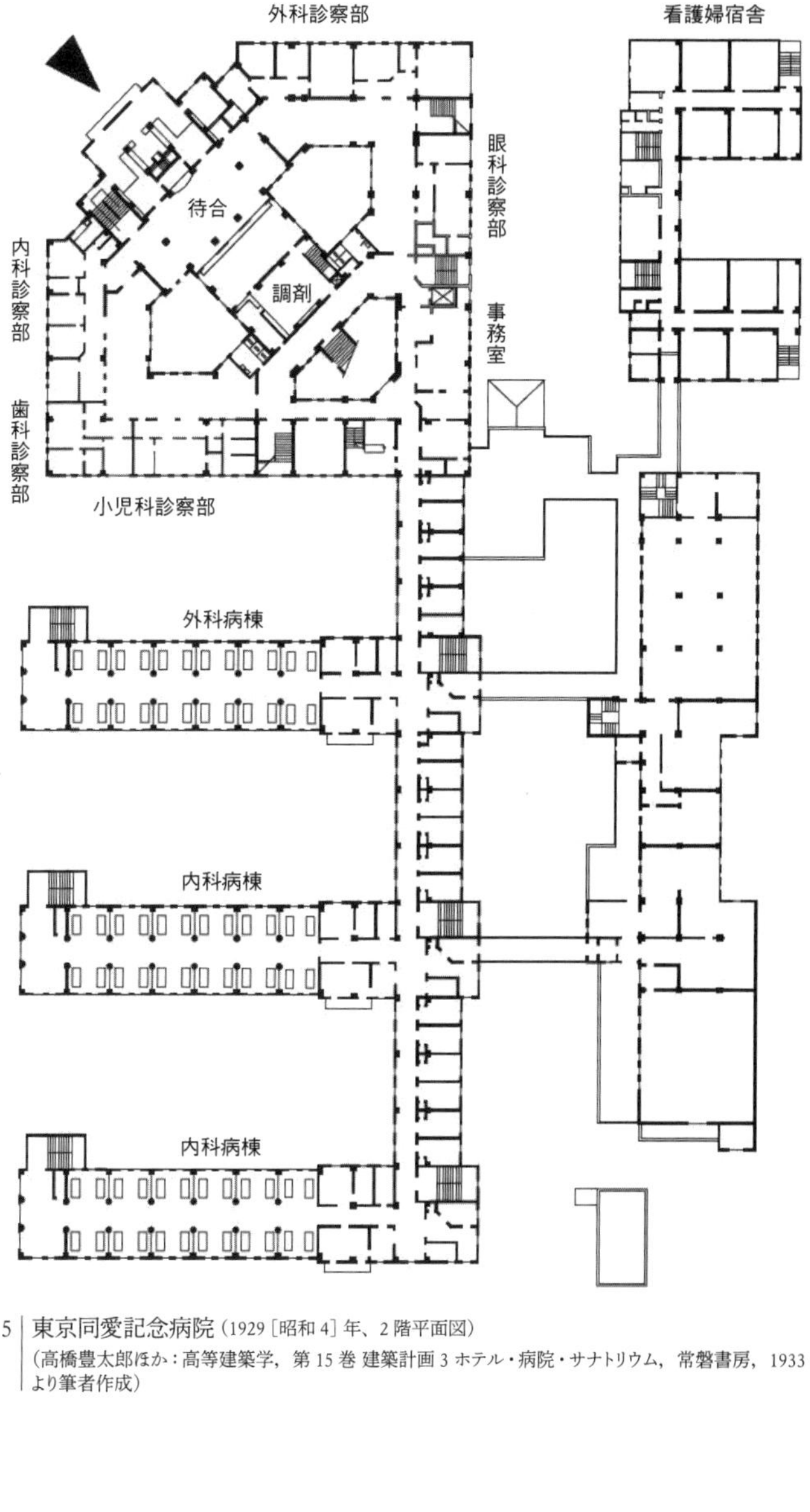

図 5　東京同愛記念病院（1929［昭和 4］年、2 階平面図）
（高橋豊太郎ほか：高等建築学，第 15 巻 建築計画 3 ホテル・病院・サナトリウム，常磐書房，1933 より筆者作成）

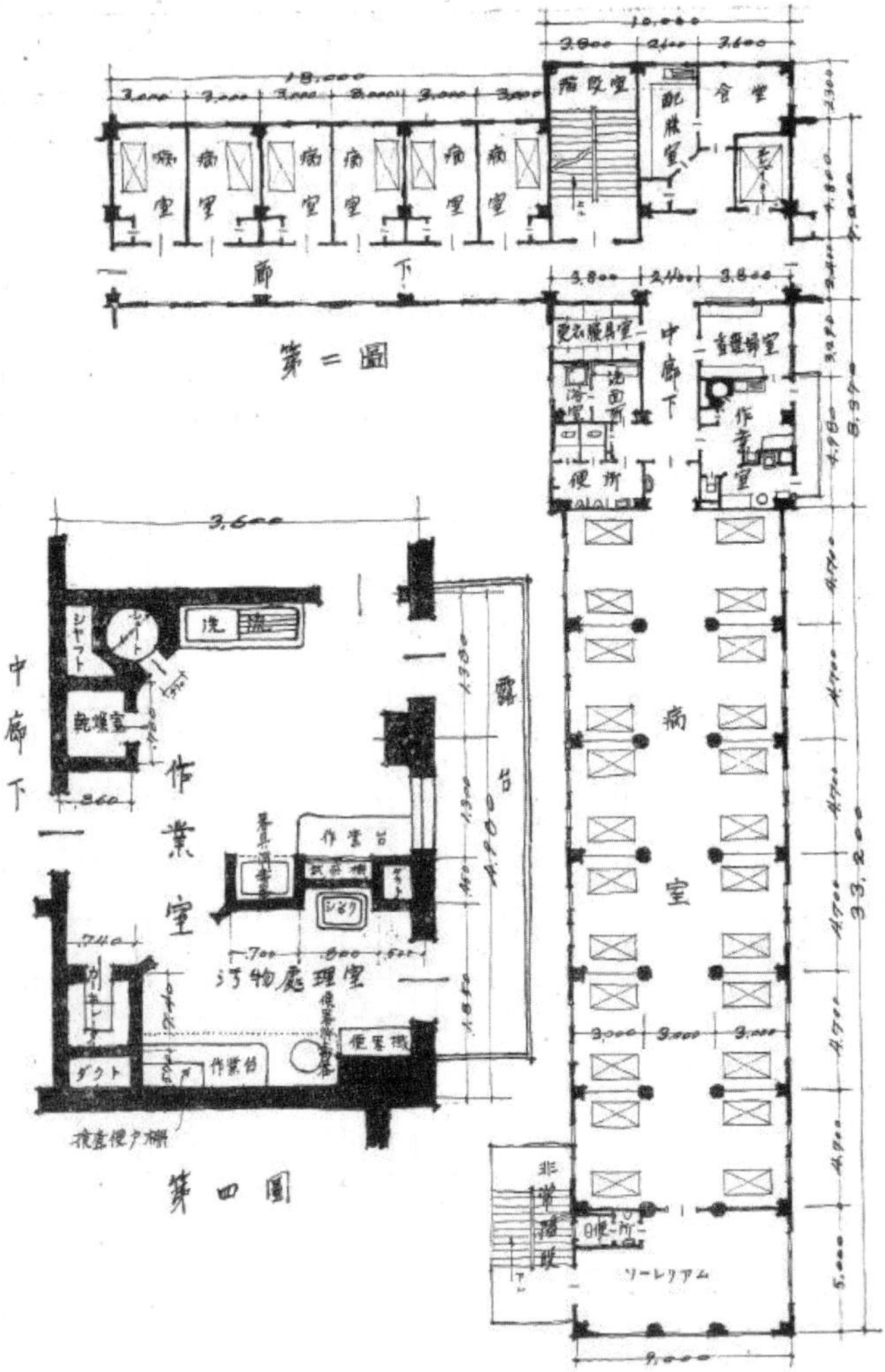

図 6　東京同愛記念病院：単位病棟
（図 6・7：近藤十郎：東京同愛記念病院の建築に就て，建築雑誌，第 43 巻 第 525 号，1929［昭和 4］）

棟の構成とほとんど同じであることが見て取れると思う。

近藤は東京同愛記念病院の病棟の設計を通して、いくつかの画期的な試みをしている。病院が竣工したのと同じ年に刊行された『建築工学ポケットブック』の「病院建築」部分を近藤が担当しているので[20]、これを参照しながら考えてみることにしよう。近藤がなぜナイチンゲール病棟を採用したのかもわかるはずだ。

近藤は「一般病棟の設計」に関する解説において、最初の項目を「病棟単位の決定」とし、それから「単独病室の数」「室の配置と看護能率」を取り上げている。これらは、それまでの病院建築論ではまったく登場しなかったテーマであった。まず「病棟単位」からみてみよう。ここでいう「病棟単位」は今でいう「看護単位」に読み替えてよい概念である。

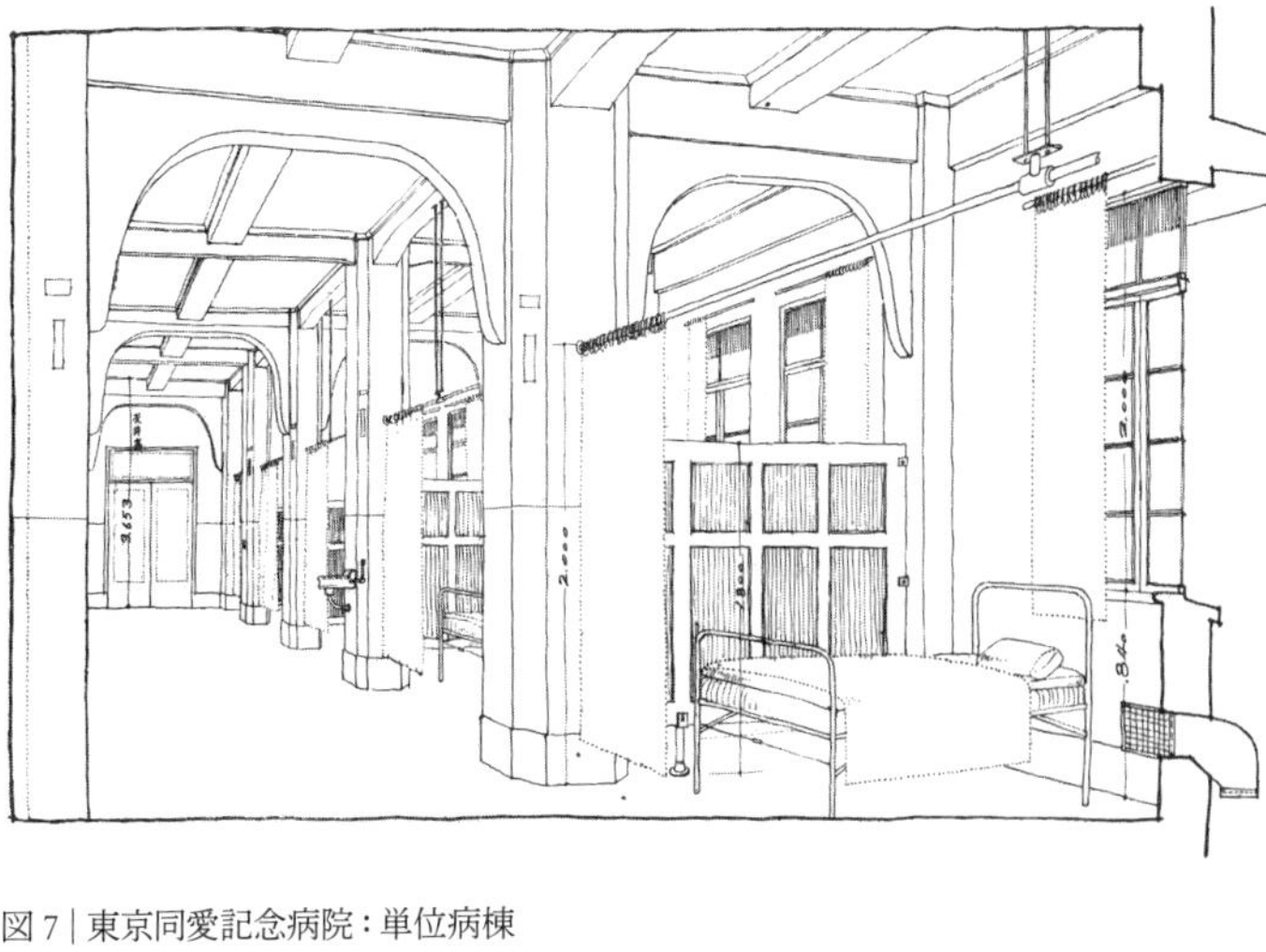

図7｜東京同愛記念病院：単位病棟

近藤は次のように述べている。

病棟の単位を決定することは病院組織上の根本問題にして、経済上にも看護上にも至大の関係がある。〔中略〕近来米国では看護上から見て一病棟の病床数は三〇を超ゆべからず、最も能率的にして且つ経済的なるは二四床なりと謂はれて居る。

近藤は米国の研究や実例を参照しながら述べているのだが、重要なのはその「最も能率的にして且つ経済的」な病棟単位が、経済上の観点とともに「看護」の観点からみて決まることを認識していたことである。「病室の大きさ」についても同じであった。

大病室の病床数は看護上二四床が最も経済的であると実験的に考へられて居るので、欧米の病院に屡（しばしば）この例が見られる。しかし我国の病院にては一般にもつと少数のやうである。

ここでも、大病室の適切な大きさが看護の観点から規定されている。東京同愛記念病院の病棟では、オープンワードの大きさは二四床で、個室が四室または六室だったから、病棟単位は二八床または三〇床で、近藤の解説どおりの設定になっていた。

病棟単位や病室の大きさだけではない。病棟内のほかの諸室の配置も看護の観点から考えられていた。

病棟に於ける諸室の配置は看護作業に至大の影響がある。室の配置が悪くて看護婦に多くの疲労を与へる様では、患者に行届いた看護を望むことは到底出来ない事になる。そこで看護婦の疲労を減ずる第一義は彼等の勤務中の歩行距離を短縮するにある。今試みに看護婦が患者の病床に行く普通の場合の一日中の回数を計算して見ると、体温、脈拍及呼吸検査等三回、食事三回、薬六回〔…〕合計三〇回に達するのであるが、実際はもつと多いかも知れない。つまり看護婦は自分等の詰所と病室と便器洗場若しくは流場等の間を頻繁に往復しなければならないのであるから、是等諸室の連絡を最も便利にして置かなければならない。

ここにみられる問題のとらえ方は、戦後に行われた看護動線の調査研究や、あるいは筆者自身が大学院で手伝った先輩の調査研究とほとんど同じである。近藤はここからさらに進んで「看護半径」の概念を打ち出す。

今看護婦詰所と各病床との距離の平均数を看護半径と名づけて見るならば、此看護半径が出来るだけ短くて済む様に配置する必要がある。それには看護婦詰所、其作業室及配膳室を中央に集中して、其等を中心として病室を各方面に配置するのがよい事になる。

呉々も真の意味の看護でない動作で看護婦を疲らせることはよくない。

近藤は病棟単位、病室の大きさ、諸室配置という病棟計画上の重要問題がすべて看護の観点から考慮されるべきことを認識していた——これは極めて重要なことである。

これが重要だというのは、一つにはそれまで近藤以外誰もそうしたことを論じたことがなかったからであるが、さらに、看護の観点を重視したうえで計画された病棟が、ほかでもないナイチンゲール病棟だったからである。同時に、近藤のこうした主張や試みが、当時随一の病院建築の設計者であり理論家でもあった高松正雄によってことごとく否定されてしまったことである。例えば、高松が病院建築について約四百ページにわたって解説した、戦前に書かれた中では最も充実した内容をもつテキスト[21]を参照してみよう。

まず適切な病棟単位の大きさについてだが、高松にとっては近藤のあげた数字は根拠のないもので、それぞれの病院の状況や条件によって変化するはずのものであった。それは建築家が——近藤が東京同愛記念病院で行ったように——プランニングにおいて解決すべきものではなく、「軽々しく紙上で」一般論として論じることもできないものであり、だから「宜しく個々の場合に臨んで病院当事者との間の熟議に俟《ま》つべき」ものだった。要するに「病棟単位」論の全否定である。

次に、「看護能率」に関連する部分。近藤は看護作業の効率を重視し、「看護半径」の概念を用いながら看護婦室や作業室の配置、設備について、短い紙面——近藤のテキストは一八ページ――の中でも比較的詳細に説明していた。しかし、高松のテキストではわずか一ページに満たない分量しか割かれていない。しかも「看護婦作業室は病室の看守と病室の部に**医員の回診する際に都合のよい場所**に配置する」とあり、**病室**の見守り（患者の見守りではない）と医師の回診の便が同格になっていた。

先に、高松が「患者の慰安」や「医療の効果」からみて大病室はよろしくないとしていた主張を紹介したが、それは看護の側からみた利便性を認めたとしても覆るものではなかった。

> 元来大病室は、看護の側からは便利ではあるが、個々の患者に対する医療上並に患者の慰安の点からは、病症と様態を異にする多数の患者を凡《すべ》て一律に遇する雑居の不都合である事は言ふ迄もない。

先に紹介したように、高松は昭和初期の病院建築論をリードした人だった。その高松にとって、「苟（いやしく）も患者の『慰安と快適』（コムフォート）といふ事が病院の基調であるべき鉄則」であって、看護が病棟や病室計画において重要な位置を占めることはなかった。高松に限らず、筆者が確認できた戦前の病院建築論においては、看護の観点が主題に置かれることは近藤以外にはなかった。議論の俎上に載ったのは看護の観点ではなく、「付添人の問題」だった。

我国の習慣として患者の家族が附添ふ場合が多いから〔中略〕附添人の始末は我国の医院では充分考へて置かねばならない一つの問題である。建築に関係のないことではあるが、院内を喧噪にし、不潔にし、器物を損傷し、秩序を乱し、医療の邪魔をするのは大部分家族的附添人であると言つても過言ではない。[22]

ひどい言いようだが、実はこれも大いに建築と関係があった。なぜなら、付添人の多さが、個室の必然性の根拠になるからである。

吾国の現状では病室は一室のアパルトマンの様なものである。一室一床の病室は実は一室二床になる。病人は先づベッドに、世話する人は床になやましい夜を過す。根強い家族心理は今の所如何とも動かし難いものとあきらめねばならない。まして大阪では食事の自由が要求されるから、病院は病人家族のコロニーとなつている、医者の方でいくら力むでもしようがない〔中略〕。即ち吾国での病室設計は、西洋の一室アパートにその範を求めねばならぬ事になる。[23]

ゆえに、近藤も次のように書かざるを得なかった。

我国の病院にては余り**雑居を好まない国民性**から見て又家族の附添或は見舞人の多い

状況から見て、寧《むし》ろ単独病室の多数の方がよいかも知れない。若し大病室であるならばキユビクルシステムがよいと思はれる。[20]

最後に出てくる「キユビクル（キュービクル）システム」は、近藤が東京同愛記念病院の病棟で実際に採用したもので（**図6**）、それは二四床のオープンワードを、パーティションやカーテンを利用して二床ごとに区切るものである。なぜそうしたかというと、「余り大きな病室に何も仕切りなしに多数のベッドを置きますと、少しも落着きがなく、**日本人に適当しない**と思ひましたから間仕切りを以て小房に仕切つた[19]」というわけである。近藤でさえ、オープンワードの大病室は「雑居を好まない国民性」からみて「日本人に適当しない」と書かざるを得なかったということになる。

おわりに

戊辰戦争の際に新政府軍が江戸の藤堂屋敷に設けた「大病院」等で治療にあたった英国公使館付き医師シダール（Joseph Bower Siddall）は、つとに次のように指摘していた。

然れども病人減少せし後、**日本人小部屋たりとも自分に一部屋宛得んことを最希望し、**

且怪我人道路を眺めるため長屋に住居せんと欲る故、右本家〔＝藤堂屋敷大病院〕に病人を差置くこと甚だ難かりしなり。▼24

ここにわざわざ指摘されているような個室へのニーズが、はたして日本人特有のことなのかどうか筆者にはわからない。しかし、日本人は「雑居」を嫌い、個室を好む、大病室は日本人に向かないという指摘は、大病室・小病室の議論においてたびたび現れるものだった。病院建築に関する本格的な議論が始まったときには、ナイチンゲール病棟の自然換気上の有利が検討されたが、機械換気の登場はオープンワードや大病室の衛生上の不利を確定する結果となった。大正時代に入ると、病院建築の主題として「患者」が浮上することになるが、患者（の気持ち）を中心に据えた議論は個室の優位性を繰り返し確認する一方、大病室は施療病院の病室形式だとする認識が定着した。だから、大病室およびその究極の形であるナイチンゲール病棟が病院建築の理想的な形式として採用される可能性は、理論的にはほとんどなかったといえるだろう。また、たとえ仕方なく大病室が採用された場合でも、その規模は比較的小さく、ナイチンゲールが「自然の方法だけで換気するのが非常に難しい」と考えた二〇床以下かつ片廊下式の病室であった。

ナイチンゲールが重視したもう一つの観点である看護に関連して、今度は戊辰戦争の幕府側で活躍した松本 順を取り上げてみよう。松本は長崎養生所の初代塾頭を務め、後に陸軍の初代軍医総監になるなど、日本医学の草創期に活躍した人である。明治維新の後、日本最初の西洋式私立病院である「蘭疇《らんちゅう》医院」を開設した。蘭疇病院がそれまでの漢方医院とどのように違うかを説明するにあたって、松本は、衛生的な環境を含む養生の方法の違い、西洋医学という医学の違い、そして徒弟による専門的な看護の違い、の三つを掲げた。▼25 つまり、日本の医学の草創期を担った最重要人物の一人がすでに看護の重要性を明確に認識していたことになる。しかしながら、それ以降の病院建築をめぐる議論においては、看護の観点はほとんど忘れ去られたかのようで、近藤十郎の議論を例外として主題的に議論されることはなく、オープンワードのメリットとして取り上げられることもなかった。それどころか、日本には患者の付添人が多いため、個室が適しているという議論になったのである。病棟計画において看護が主題となるのは、戦後の研究を待つことになった。

実は、明治時代から昭和初期までの間、病院建築をめぐる議論において「ナイチンゲール病棟」という言葉が使われた例を筆者は知らない。本稿で紹介した櫻井の講演後の質疑では、「病室の隅へ便所を附けたプランはアメリカのですか、愛宕下にある慈恵医院があれで、高木さんなどはあれが好きで何処へ往っても高木さんの建築はあれであるが一体に彼の形が余計ありましたか」▼7 と、ナイチンゲール病棟がナイチンゲールではなく高木に関連づけられていた。高木とは、もちろん東京慈恵医院を開設した高木兼寛のことである。ちなみにこの質問に対して櫻井は、ナイチンゲールではなくラリボアジエ病院に関連づけて、最も多い形であると答えている。

ナイチンゲール病棟という言葉も、あるいはナイチンゲールへの言及もなかったようだが、これまで紹介してきたように、ナイチンゲール病棟の形式については理論的にも、また、実際に建設された病院建築の例を通しても知っていたはずであるから、その名称を使わなかったことがナイチンゲール病棟を採用しなかった理由にはならないはずである。むしろ、近代病院建築を建設した日本人は、極めて意識的にナイチンゲール病棟を選択しなかったのではないだろうか。ある意味では、明治半ば以降昭和初期に至るまでの日本の病院建築論は、近藤を除いて、その全体を通してナイチンゲール病棟を否定していたように筆者には思える。

しかし、現代においては、ナイチンゲール病棟およびナイチンゲールの病院建築論は、日本の病院建築にかかわる設計者に少なくないインスピレーションを与えているようである。日本赤十字社病院をはじめ、日本の歴史的な病院建築を学ぼうとする設計者はあまりいないようだが、ナイチンゲール病棟について学ぼうとする設計者は少なからずいる。また、看護拠点と病室の配置に新たな工夫をした病棟について、現代版のナイチンゲール病棟を意図したものだといった説明がなされることも——その妥当性は別として——ある。

日本赤十字社病院や名古屋衛戍《えいじゅ》病院は現在、一部とはいえ博物館明治村に復元されているが、東京慈恵医院や海軍病院で採用されたナイチンゲール病棟は、その往年の姿を今見ることはできない（東京慈恵医院の一号・二号病室は関東大震災で壊滅的な被害を受けた）。日本の病院建築の流れを考えれば特別おかしいことでもないのだが、少し残念な気がしないでもない。

引用文献

▼1 厚生省医務局 編：医制八十年史、印刷局朝陽会、一九五五
▼2 渡邊 譲：醫院建築法、建築雑誌、第一集 第一号、八―一一、一八八七（明治二〇）年一月
▼3 フローレンス・ナイチンゲール：病院覚え書．湯槇ます 監修、薄井坦子ほか 訳：ナイチンゲール著作集 第二巻、現代社、一九七四
▼4 森林太郎：病院．鴎外全集、第二九巻、岩波書店、一九七四
▼5 近藤十郎：病院建築．建築学会 編：建築工学ポケットブック、丸善、一九二九
▼6 日本工学会 編：明治工業史 4 建築編、原書房、一九九四（一九二七年版の複製）
▼7 櫻井小太郎：病院建築法、建築雑誌、第一〇巻 一一三号、一八九六（明治二九）
▼8 石井敬吉：病院建築、建築雑誌、第一二巻 一三八号、一八九八（明治三一）
▼9 川口善一：舞鶴海軍病院ニ於ケル換気状態．海軍省医務局：海軍医事報告撮要、第五五号、一九〇九（明治四二）
▼10 大川抱洋：特種建築法、其三．建築世界、第五巻 第二号、一九一一（明治四四）
▼11 厚生省医務局 編：医制百年史 資料編、ぎょうせい、一九七六
▼12 工藤鉄男 編：日本東京医事通覧、日本医事通覧発行所、一九〇一（明治三四）
▼13 鈴木梅四郎 監修、社団法人実費診療所編集部 編：社団法人実費診療所の歴史及事業 創立第十周年記念、実費診療所、一九二〇（大正九）
▼14 ＳＴ生：病院建築に関する雑感（上）、建築と社会、第五輯 第四号、一九二二（大正一一）
▼15 小幡亀壽：病院建築は斯うありたい、建築と社会、第八輯 第八号、一九二五（大正一四）
▼16 山本外三郎：病人の心理状態と病院建築雑感．国際建築協会：国際建築時論、Vol.3 No.4、一九二七
▼17 鷲尾九郎：個室への傾向、建築と社会、第一七輯 第一〇号、一九三四
▼18 高松正雄：病院ノ建築ニ就テ、医科器械学雑誌、第五巻 第二号、一九二七
▼19 近藤十郎：東京同愛記念病院の建築に就て、建築雑誌、第四三巻 第五二五号、一九二九
▼20 前掲書5
▼21 高橋豊太郎ほか：高等建築学、第一五巻 建築計画3 ホテル・病院・サナトリウム、常磐書房、一九三三
▼22 大倉三郎：医院建築の諸問題、建築と社会、第一七輯 第一〇号、一九三四
▼23 梶原三郎：病院建築に就いて考へる、建築と社会、第一七輯 第一〇号、一九三四
▼24 シッドール：日本陸軍病院記録．大久保利謙：明治初年医史料、中外医事新報社、一九三五
▼25 東京牛込早稲田 蘭疇医院定則．鈴木要吾：蘭学全盛時代と蘭疇の生涯、東京医事新誌局、一九三三

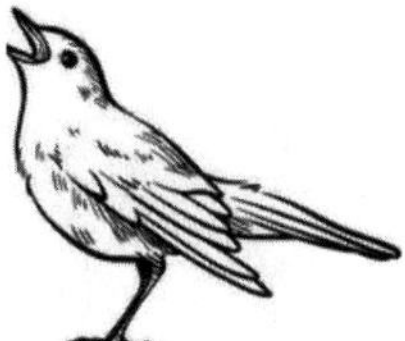

索引

ナイチンゲールの越境 1・建築

ナイチンゲール病棟はなぜ日本で流行らなかったのか

二〇二〇年九月二〇日 第一版第一刷発行 〈検印省略〉

著者 長澤 泰 西村かおる 芳賀佐和子 辻野純徳 尹 世遠

発行 株式会社 日本看護協会出版会
〒一五〇－〇〇〇一 東京都渋谷区神宮前五－八－二 日本看護協会ビル四階
〈注文・問合せ／書店窓口〉TEL 〇四三六－二三－三二七一 FAX 〇四三六－二三－三二七二
〈編集〉TEL 〇三－五三一九－七一七一
https://www.jnapc.co.jp

装幀 齋藤久美子

印刷 株式会社フクイン

 ISBN978-4-8180-2279-9

教養と看護 liberal arts for nursing

公開ウェブサイト
「教養と看護」

特集 ナイチンゲールの越境

十九世紀英国で、看護を専門職として確立させたいと考えていたフローレンス・ナイチンゲールが看護師に求めたものは、社会的に自立した精神に加えて、職業への使命感を幅広い次元で実践していける豊かな知識と思考力、そして行動力でした。

本特集では、幼少より語学や歴史、思想、数学、音楽、政治、経済など幅広い教養に触れたナイチンゲールが残した業績を振り返り、彼女が生きた時代と現代の論点とを交差させながら、様々な分野の話題を紹介します。

［建築］分野　＊本書掲載のもの以外に左記の記事があります。

・感染症医が読む『病院覚え書』
　――細かく間違えるより、ざっくり正しく　岩田健太郎
・日本の近代病院建築　尹 世遠
・明治村の〝ナイチンゲール病棟〟を訪ねて　楠木雪野
・市民目線のナイチンゲール病棟――公立刈田綜合病院　芦原 太郎・北山 恒

http://jnapcdc.com/LA/-feature-2017-.html ▸▸▸